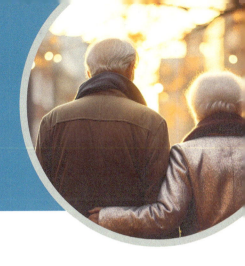

家门口医院呵护
"一老一小"

宜红梅　陆海峰　沈爱悦　主编
沈　琦　钟　华

东南大学出版社

·南京·

图书在版编目(CIP)数据

家门口医院呵护"一老一小" / 宦红梅等主编.
南京：东南大学出版社, 2024.11. — ISBN 978-7
-5766-1717-7

Ⅰ. R197.1

中国国家版本馆 CIP 数据核字第 20246AH126 号

责任编辑：胡中正　责任校对：子雪莲　封面设计：毕　真　责任印制：周荣虎

家门口医院呵护"一老一小"
Jiamenkou Yiyuan Hehu "Yi Lao Yi Xiao"

主　　编	宦红梅　陆海峰　沈爱悦　沈　琦　钟　华
出版发行	东南大学出版社
出版人	白云飞
社　　址	南京四牌楼 2 号　邮编:210096
网　　址	http://www.seupress.com
经　　销	全国各地新华书店
印　　刷	广东虎彩云印刷有限公司
开　　本	700 mm×1 000 mm　1/16
印　　张	13.25
字　　数	206 千字
版　　次	2024 年 11 月第 1 版
印　　次	2024 年 11 月第 1 次印刷
书　　号	ISBN 978-7-5766-1717-7
定　　价	80.00 元

* 本社图书若有印装质量问题，请直接与营销部调换。电话(传真):025-83791830。

《家门口医院呵护"一老一小"》
编委会名单

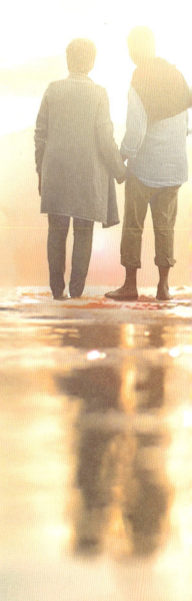

主　编

宦红梅　陆海峰　沈爱悦　沈　琦　钟　华

副主编

王扣柱　王　健　陈佳玥　蒋海燕　张渊敏　杨素华

编　委（排名不分先后）

曹丽娟　陈天乐　侯园媛　李春娥　罗会会　陆　惠
宋宪梅　盛配配　钟春明　张光辉　杜毅丰　陆静燕
金海平　刘璐瑶　宋智春　唐亦筑　徐佳欣　易冰清
张晓欢　张　敏　马学东　郭苏慧　杨友丽　杨建钊
陈　钧　陆雯婷　林文意　马萌萌　谢皖季　张　颖
张祉薇　陈树加　范　艳　黄士超　黄　芸　蒋玉霞
伍惠静　吴玉萍　张璐琳　郑尾仔　章婧婧

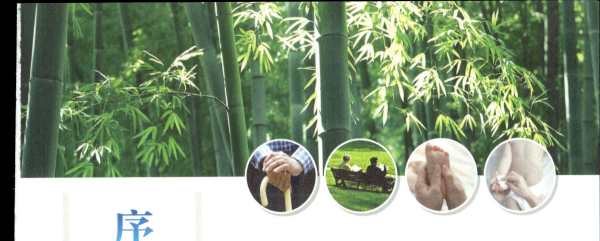

序

　　社区卫生服务中心作为守护居民健康的前沿阵地，肩负着为老年人和儿童提供全面健康管理的重任。本书旨在深化社区居民对健康管理的认识，特别是在老年人和儿童这两个特殊群体上，普及科学的健康管理知识，提升他们的生活质量。

　　本书编者均为社区卫生服务中心的一线医务人员，以长期以来在实践中发现的健康问题为出发点，以居民自主健康管理及社区卫生服务可及为落脚点，旨在为老年人、儿童提供优质、高效、便捷的社区健康管理综合解决方案。本书在编著过程中，不仅融入了科学的健康管理理念，更是创新性地给出了健康问题的解决方法和具体操作路径，在科普的同时，更是一本健康问题指引手册，指导读者如何快速获取社区卫生服务资源，保障自身健康。

　　本书共分为两篇，第一篇为老年篇，从老年人群最常见的疾病出发，以实际案例为引导，深入探讨老年人随着年龄增长所面临的生理和心理变化，以及如何通过合理的饮食、适量的运动、定期的体检和积极的心态来维护他们的健康。我们重点讨论老年人常见的健康问题，如心脑血管病、糖尿病、高血压、肿瘤、认知障碍等，并提供预防和应对这些健康挑战的策略。第二篇为儿童篇，从学龄前期、学龄期、青春发育期三个阶段介绍儿童的生长发育特点，包括营养需求、疫苗接种、安全防护等，并提供养育照护的实用建议，帮助父母和照护者为儿童创造一个健康、安全的成长环境。

健康是每个人的基本权利,也是构建和谐社会的重要基石。希望通过本书的阅读,读者能够获得宝贵的知识和启发,无论是对于老年人的自我管理,还是对于儿童的养育照护,都能有所裨益。愿每一位老年人都能享有健康、有尊严的晚年生活,愿每一位儿童都能在关爱和科学照护中茁壮成长。

鲍 勇

2024 年 9 月

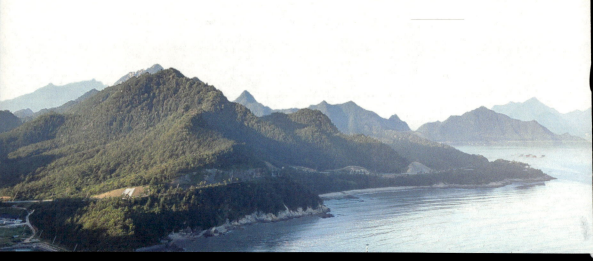

前言

中国老年人口越来越多,《"健康中国2030"规划纲要》指出:促进健康老龄化,加强老年常见病、慢性病的健康指导和综合干预,强化老年人健康管理。由于老年人身体机能处于下降状态,各种慢性病、常见病发病率越来越高。上海市闵行区率先试点家庭医生签约服务,创新试点"探索以家庭医生制度为基础的社区卫生服务新模式"。以全科医生为核心,以家庭医生服务团队为支撑,一是为居民提供社区首诊,分诊患者并开展常见病、多发病初步诊疗。二是开展健康管理,以居民电子健康档案为基础,利用大数据对居民进行健康评估、慢病控制、分类管理。三是调配卫生资源,为居民预约安排二、三级医院以及老年护理、康复等方面的医疗资源,融合"促防诊控治康"六位一体理念,为其家庭提供全生命周期、全方位疾病诊疗和健康管理服务。儿童常见病如近视、肥胖、龋齿、脊柱侧弯等发病率也越来越高。社区医生进校园、健康副校(园)长等工作机制,为中小学生开展健康管理。

健康教育和健康促进作为一级预防中的一环,是目前公认预防疾病最重要、最有效的手段。家庭医生非常熟悉签约的居民,了解居民的健康需求,除了提供日常诊疗、护理、康复、中医等医疗服务外,在社区居民开展健康教育也是家庭医生团队的工作日常,通过单位公众号、短视频、健康讲座等形式开展健康教育。知信行(KAP)健康传播经典理论,在开展干预的过程中很大程度上可以指导居民了解疾病、培养健康行为、降低疾病发病率。多渠道、多形式的健康教育包括口头交流、健康处方、健康宣教、线上线下科普宣传,在提高健康教育有效性和覆盖面的同时,也进一步督促居民重视自我管理和健康危险因素的识别,提高了居民健康素养。

  本书通过整合资源,社区联合,结合居民日常健康需求,聚焦"一老一小"两大重点人群,从"防、筛、诊、治、康、护理、营养、中医适宜技术、心理"等方面着手,以通俗易懂的形式把医药卫生专业术语表达出来,让居民一看就明白,可操作性强。本书让居民了解常见病预防,慢性病的筛查、诊疗与康复,婴幼儿日常护理与喂养、注意事项、日常生活小贴士等非常实用的科普知识,为辖区内的居民打造家门口、接地气的健康科普,让家庭医生团队成为居民健康的"守门人"。

编 者

2024 年 9 月

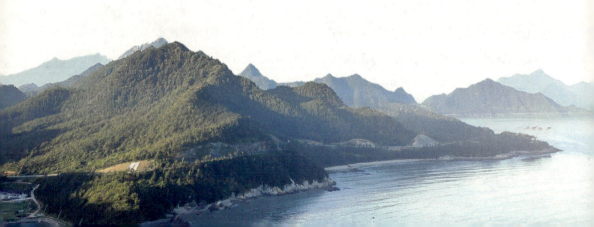

目录
CONTENTS

第一部分　老年篇

01　健康管理篇

家门口的慢病全程管理"实体店"——慢病健康管理支持中心　　/ 2
国家基本公共卫生服务——老年人免费体检进社区　　/ 6
体检报告单那些事儿　　/ 9
老而弥坚——关注老年人心理健康　　/ 15

02　骨质疏松篇

年龄大了身高变矮是骨质疏松惹的祸　　/ 19
维生素D知多少　　/ 23
骨质疏松筛查原来如此简单　　/ 27
得了骨质疏松该怎么吃？　　/ 30
为长者筑起康复之桥——髋关节骨折后的护理　　/ 34

03　高血压篇

社区高血压筛查新策略——便捷化路径探讨　　/ 38
标准化血压测量的必要性——守护健康新视角　　/ 41
头晕成因大揭秘——血压高是幕后黑手吗？　　/ 43

高血压的用药误区 / 46
夏天是不是高血压药物可以减半了？ / 48
肾脏病变的隐形推手——高血压的影响 / 50
高血压药物吃了就不能停了吗？ / 52
得了高血压病，中医医生教你如何吃 / 54

04 糖尿病篇

治疗糖尿病是吃药好还是打胰岛素好？ / 57
为啥要做 OGTT？ / 61
糖尿病病人能吃点啥？ / 65
做"足"功课，谨防"甜蜜危机" / 69
从社区案例看中医视角下的自我管理与保健 / 72

05 脑卒中篇

脑卒中患者家属必看——如何筑起居家护理安全防线？ / 75
这些关于脑卒中的小知识你都了解吗？ / 79
重启大脑——如何在脑卒中后找回自己？ / 82
做好预防——脑卒中不再来敲门 / 86

06 慢阻肺篇

慢阻肺科普——中医视角的认识与防治 / 89
胸闷一定是心脏病吗？ / 93
如何减少或延缓慢阻肺急性发作？ / 96
慢阻肺戒烟小妙招 / 100
万托林在慢阻肺病人治疗中的误区 / 104

07 肿瘤篇

"肝"净家园,科普癌防,社区守护在身边	/ 108
"乳"此重要——珍爱生命,远离"胸险"	/ 114
不要让"肺结节"变成您的心结	/ 118
肠胃肿瘤筛查侦察兵——大便隐血试验	/ 123
宫颈癌筛查——守护女性"生命之花",绽放美丽人生	/ 126

第二部分 儿童篇

01 0~3岁婴幼儿篇

宝宝吃得好,为什么体重却一直不达标?	/ 134
宝宝动作发育慢,怎么办?	/ 139
宝宝啥都懂,就是表达不出来,怎么办?	/ 142
宝宝老是揉眼睛,这是怎么回事呢?	/ 146
婴幼儿疫苗接种小提示	/ 150

02 4~6岁幼儿篇

幼儿营养性疾病背后的秘密	/ 155
幼儿视力下降就是近视吗?	/ 159
守护微笑——儿童口腔健康全攻略	/ 163
幼儿意外伤害真的只是意外吗?	/ 167
幼儿为何一上学就容易生病?	/ 174

03 学生健康篇

学生常见疾病 / 178
儿童乳牙患龋切勿忽视治疗——走出"会换牙就不用治"的误区 / 182
守护明眸,"睛"彩未来 / 186
预防传染病,健康伴我行 / 189
青春解码——中学生如何在压力中茁壮成长 / 193

参考文献 / 196

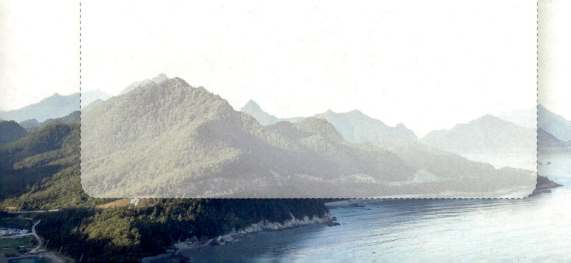

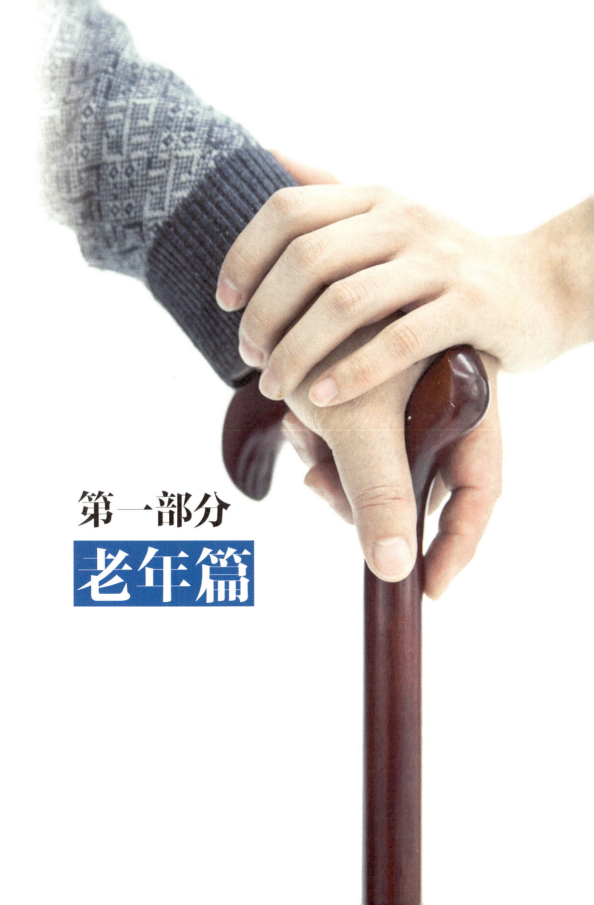

第一部分
老年篇

01 健康管理篇

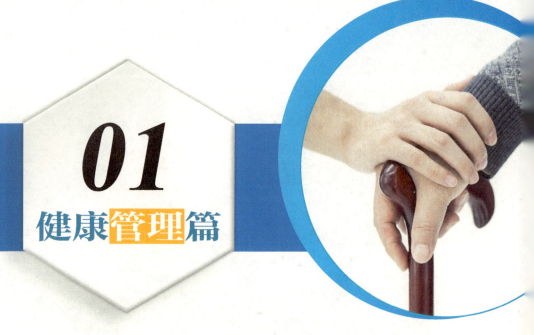

家门口的慢病全程管理"实体店"
——慢病健康管理支持中心

一、什么是慢病健康管理支持中心？

为提升社区慢性病健康管理水平，上海市疾病预防控制中心研究创立了支持中心模式，名为"慢病健康管理支持中心"，看起来像精巧迷你型小屋，色彩明亮，环境温馨舒适，按照功能设置分为等候、引导、测量、评估、诊疗五大区域。应用精准血压测量、智慧血糖测量、BMI快捷测定、肺功能标准化检查、大肠癌便隐血自助筛查、AI语音随访等多项新兴技术，以高效优质的整合服务，为居民准确测量符合临床诊室标准的健康数据，支持高血压、糖尿病、慢性阻塞性肺疾病（慢阻肺）、脑卒中、癌症等多种慢性病风险评估、监测、筛查、规范随访、健康教育和康复指导等健康管理。

二、慢病健康管理支持中心有哪些设备？

支持中心内配备了标准化血压计、血糖仪、身高体重仪、腰臀围测量尺、便携式肺功能仪、智能语音随访亭、大屏综合展示器等健康信息采集设备设施，为居民提供"一体化、个性化、精准化"的慢性病健康管理服务。

三、支持中心主要针对哪些服务对象？

慢病健康管理支持中心主要服务高血压患者、糖尿病患者、高血压筛查对象、糖尿病筛查对象、慢阻肺筛查对象、大肠癌筛查对象、健康风险评估对象。

四、支持中心提供哪些服务？

走进支持中心，居民可以在专职医务人员的引导下，使用医保卡和身份证完成各项精准测量：

（一）健康信息测量

身高、体重、腰围、臀围、血压、血糖、肺功能、大便隐血等健康信息，支持中心都能进行测量与采集。将采集到的数据与社区慢性病健康管理信息、临床诊疗、家庭医生签约等多系统业务协同对接，提高慢性病健康管理服务效率，依托健康管理支持中心管理平台实现业务管理动态展示。

1. 身高、体重及 BMI 指标情况

评价肥胖最简单实用的指标就是 BMI 指数。

$$BMI = 体重(kg) / [身高(m) \times 身高(m)]$$

表 1-1-1　中国人群 BMI 评价标准

BMI	评价
BMI<18.5	低体重
18.5≤BMI<24	正常体重
24≤BMI<28	超重
BMI≥28	肥胖

2. 腰臀（腰围、臀围）比

男性一般为 0.85～0.9，女性一般为 0.67～0.8。

3. 血压标准化测量

血压是人体重要的生命体征，通过血压测量可以预测心脑血管疾病发生的危险，减少急性事件的发生，为预防、治疗、康复、护理提供依据。我国血压水平分类：

正常血压：收缩压＜120 mmHg 和舒张压＜80 mmHg。

正常高值：收缩压 120～139 mmHg 和（或）舒张压 80～89 mmHg。

高血压：收缩压≥140 mmHg 和（或）舒张压≥90 mmHg。

4. 血糖标准化测量

血糖是诊断糖尿病的主要依据，我国糖尿病患病人群以 2 型糖尿病为主，未诊断的糖尿病患者比例较高。我国糖尿病的诊断标准：

（1）具有典型糖尿病症状（烦渴多饮、多尿、多食、不明原因的体重下降）且随机静脉血浆葡萄糖≥11.1 mmol/L；

（2）空腹静脉血浆葡萄糖≥7.0 mmol/L；

（3）口服葡萄糖耐量试验（OGTT）后 2 小时血浆葡萄糖≥11.1 mmol/L。

5. 肺功能检查

慢性阻塞性肺疾病（简称"慢阻肺"）是一种常见的、可以预防和治疗的疾病，其特征是持续存在的气流受限和相应的呼吸系统症状。

肺功能检查是一种研究呼吸生理的无创性检查，是判断气流受限的客观指标，重复性较好，因此是慢阻肺诊断的金标准。对慢阻肺的诊断和鉴别诊断、严重程度评价、疾病进展、预后及治疗反应评估等均有重要意义。

6. 大肠癌自助筛查

大肠癌是恶性肿瘤的一种，有发病早期不易被发现、发现越晚治疗效果越差的特点。大肠癌筛查，是指用简便易行的方法，在还没有出现症状的人群中发现早期的大肠癌或癌前病变，就像过筛子一样，把他们从人群中挑出来，这些人的癌症被提前发现，只要予以及时的诊断和治疗，就会比出现症状后才诊治获得的治愈率更高，康复的效果也会更好。

（二）健康风险评估

根据慢病健康风险评估标准，对服务对象的健康管理信息进行综合评估，也支持服务对象进行自主健康管理和评估。

（三）疾病筛查

根据健康风险评估结果，对慢性病高风险人群提供高血压、糖尿病、脑卒中、大肠癌、慢阻肺等疾病的筛查服务。支持家庭医生对服务对象开展疾病诊断、临床诊疗、综合干预、健康教育等健康管理服务。

（四）疾病监测

对高血压、糖尿病前期、糖尿病等慢性病患者开展疾病监测和管理评估，内容包括症状、服药依从性、血压血糖等主要指标、危险因素进展、靶器官损伤、并存临床症状等。支持家庭医生开展慢性病随访管理、分级诊疗、双向转诊等服务，支持服务对象进行自主疾病管理。

（五）健康教育

根据健康风险评估结果，通过现场体验、咨询、授课、发放宣传资料，移动互联网传播教育视频、文案等多种方式为居民提供针对性的慢性病防治核心知识，以及高血压、糖尿病、大肠癌、脑卒中、慢阻肺等主要慢性病的预防与控制相关知识健康处方。

（六）综合干预及其他

按照慢性病膳食和运动指南要求，结合膳食营养摄入和运动能力评估、开展营养和运动状况评估，依据评估结果提供针对性的营养和运动综合干预指导。

社区慢病健康管理支持中心的建立和发展，推动"以治病为中心"向"以健康为中心"的功能转变，使居民今后在家门口就能享受到规范化、综合化、精准化、标准化的慢性病健康管理服务。对于提升慢性病患者的生活质量、降低医疗成本、提高医疗服务效率具有重要意义。通过综合的健康管理服务，我们可以有效控制慢性病的发展，为建设健康社区、健康中国做出贡献。

马桥社区卫生服务中心

国家基本公共卫生服务
——老年人免费体检进社区

老年人健康管理服务是国家基本公共卫生服务的重要内容之一，为老年人每年免费提供一次健康体检，帮助老年人尽早发现健康风险因素，早期发现疾病并进行针对性治疗。对患有高血压、糖尿病的老年人可免费提供健康指导和随访管理，以有效控制病情进展，监测治疗效果，降低疾病危害。另外，国家规定项目的体检费用均由基本公共卫生服务专项资金全额承担，免费提供健康服务。

一、服务对象

年满65岁（以身份证年龄为准）就可以参加，户籍不限，每年提供一次免费健康体检，体检地为本人所在社区卫生服务中心。

二、老年人免费体检服务的内容

（一）生活方式和健康状况评估

通过问卷及老年人健康状态自评了解其基本健康状况、体育锻炼、饮食、吸烟、饮酒、慢性疾病常见症状、既往所患疾病、治疗及目前用药和生活自理能力等情况。

（二）临床检查

包括体温、脉搏、呼吸、血压、身高、体重、腰围、皮肤、浅表淋巴结及肺部、心脏、腹部等常规体格检查，并对口腔、视力、听力和运动功能等进行粗测判断。

（三）化验检查

包括血常规、尿常规、肝功能（血清天冬氨酸氨基转移酶、血清丙氨酸氨基转移酶和总胆红素）、肾功能（血清肌酐和尿素氮）、空腹血糖、血脂（总胆固醇、甘油三酯、低密度脂蛋白胆固醇、高密度脂蛋白胆固醇）、心电图和腹部B超（肝胆胰脾）检查。

（四）辅助检查

心电图、腹部 B 超（肝胆胰脾双肾）、胸部 X 线/胸部 CT。

（五）告知评价结果并进行相应的健康指导

（1）对发现已确诊的原发性高血压和 2 型糖尿病等患者同时开展相应的慢性病健康管理。

（2）对患有其他疾病的（非高血压或糖尿病），应及时治疗或转诊。

（3）对发现有体检结果异常的老年人建议定期复查或向上级医疗机构转诊。

（4）进行健康生活方式以及疫苗接种、骨质疏松预防、防跌倒措施、意外伤害预防和自救、认知和情感等健康指导。

（5）家庭医生解读各类检查报告及用药指导。

三、体检注意事项

（1）空腹：空腹的标准为 8～12 小时无热量摄入。抽血前一天晚餐后至 24 点，除了清水不要再吃零食或其他食物，不要喝含糖饮料、咖啡、浓茶；第二天不吃早餐，少喝或不喝水。

（2）过度空腹：空腹时间超过 18 小时，可能影响某些指标的结果，如空腹血糖可能会过低。

（3）剧烈运动：有运动习惯的人，体检前 3 天～1 周内不要做剧烈运动。

（4）饮食油腻：体检前一天不要进食高油、高糖食物，不要饮酒。

（5）规律服药：如降压药、降糖药、抗凝药等。贸然停药或推迟服药可能会引起不良事件，甚至有生命危险，所以应规律服药后再接受体检，少量饮水不影响体检结果。

另外，要准备宽松且上下分开的衣裤，方便进行心电图、超声等检查。穿舒适、防滑的鞋子，方便行走且防跌倒。

四、老年人体检的意义

（1）评估身体功能状况：老年人通过健康体检可以评估身体各系统的功能状况，包括心血管系统、呼吸系统、消化系统、泌尿系统、神经系统等。通过评估，可以了解老年人的身体状况，为制定个性化的健康管理计划提供依据，有助于维持身体功能和独立性。

(2) 早期发现和预防疾病：老年人健康体检能够及早发现疾病的迹象或潜在风险，如高血压、糖尿病、心血管疾病、肿瘤等。通过早期发现，可以及时采取干预措施，如调整生活方式、药物治疗等，从而避免病情恶化，提高治疗效果和生活质量。

(3) 建立健康档案和跟踪管理：老年人健康体检可以建立个人健康档案，记录历次体检结果和健康状况变化。这有助于医生对老年人的健康状况进行跟踪管理，及时发现异常情况并采取相应措施。同时，健康档案也可以为家庭成员提供参考，共同关注老年人的健康状况。

(4) 及时发现药物副作用：老年人常常需要服用多种药物来治疗慢性疾病。然而，药物可能会有副作用，药物之间也可能存在相互作用。通过健康体检，可以及时发现药物对身体的不良影响，调整用药方案，确保用药的安全性和有效性。

(5) 指导健康生活方式：健康体检结果可以为老年人提供针对性的健康指导，如合理饮食、适量运动、戒烟限酒、心理调适等。这些指导有助于老年人改善生活方式，降低患病风险，提高生活质量和健康水平。

(6) 节省医疗费用：通过定期体检，可以及早发现潜在的健康问题，避免病情恶化导致昂贵的医疗费用。同时，及时调整治疗方案也可以减少不必要的医疗支出。

马桥社区卫生服务中心

体检报告单那些事儿

体检完后,新的问题又来了:除了医生的总检评语,那些报告上密密麻麻的数字,向上向下的箭头(↑↓),偏高,偏低,阴性,阳性,让人傻眼!这些异常到底严不严重?

一、符号的意义

向上、向下的箭头(↑↓):在体检报告中,数值指标都有一定的参考范围。当出现箭头时,"↑"表示检验结果高于正常值,"↓"表示检验结果低于正常值。

加号、减号(+-):"+"表示阳性,一般多用来提示检查结果异常;"-"表示阴性,大多用来否定或排除某些病变的可能,但也有例外。正负号(±):"±"表示弱阳性或者不确定的阳性结果。

二、一般检查

内容包括身高、体重、腰围、臀围、血压等。

(一) BMI

体质指数 BMI=体重(kg)/[身高(m)]^2,可反映一个人的胖瘦情况。体重正常:18.5≤BMI<24;超重:24≤BMI<28;肥胖:BMI≥28。

超重、肥胖作为健康的重要危险因素,会引发胰岛素抵抗,并使得包括心血管疾病、糖尿病、癌症在内的几乎所有慢性疾病的发病风险显著增加。也就是说,一旦胖了,血糖、血压、血脂将会全面升高,健康状况会明显恶化,所以提升健康水平,控制体重和减肥应当处于优先地位。体重下来了,体脂含量降低了,血糖、血压、血脂也会随之下降。

(二) 腰臀比:腰围与臀围的比值

男性应在 0.85~0.9;女性应在 0.67~0.8。

腰臀比高的人往往属于苹果型身材,腹部脂肪囤积过多,下肢肌肉含量较低,属于一种"隐形肥胖"。腹部脂肪,尤其是内脏脂肪与心血管系统疾病密切相关,会显著增加糖尿病、胰岛素抵抗、脑卒中等疾病的发生风险。

(三) 血压

表1-1-2 血压水平分类

分类	收缩压(mmHg)	舒张压(mmHg)
正常高值	120～139	80～89
高血压	≥140	≥90
1级(轻度)	140～159	90～99
2级(中度)	160～179	100～109
3级(重度)	≥180	≥110

(注:血压一般维持在90～120/60～80 mmHg,若超过140/90 mmHg,需要进一步复测。体检时需要注意静坐10分钟,保持情绪稳定。一次血压升高,不能确诊高血压,确诊需经过至少3次不同时间的血压测量。)

三、化验检查

(一) 血糖

空腹血糖目前是诊断糖尿病的主要依据。正常成人(孕妇除外)的血糖范围:空腹血糖3.9～6.1 mmol/L。血糖升高需要控制饮食,减少甜食、粥等,血糖降低需要警惕,太低容易引起昏迷。

(二) 血常规

重点是观察红细胞、白细胞、血红蛋白、血小板这四项。男性和女性的正常范围是有差别的。

(1) 红细胞降低提示贫血,需要结合血红蛋白等指标判断。

(2) 白细胞升高代表感染、炎症,特别是升高伴有发热、出血等症状时需要警惕白血病。

(3) 血红蛋白降低提示贫血,需要结合平均红细胞浓度,寻找贫血的原因。

(4) 血小板降低可能导致容易出血,或血液不易凝结,需要结合实际情况。

(三) 血脂

血脂检查包括总胆固醇、甘油三酯、高密度脂蛋白胆固醇等指标。

(1) 总胆固醇:是指血液中所有脂蛋白所含胆固醇之和。偏高常见于各类高脂蛋白血症、动脉粥样硬化所致的心脑血管疾病、糖尿病、甲状腺功能减退（甲减）、饮酒、长期吸烟；偏低常见于甲状腺功能亢进（甲亢）、贫血、营养不良。

（2）甘油三酯：偏高常见于高甘油三酯症、糖尿病、肥胖、痛风、冠心病、甲减等，是动脉粥样硬化的危险因素；偏低常见于甲亢、吸收不良、肾上腺皮质功能减退等。

（3）高密度脂蛋白胆固醇：被认为是"好胆固醇"，偏高能保护血管，有助于减少心脏病的发作和中风的风险。降低意味着身体可能没有足够的"好胆固醇"来清除血液中的"坏胆固醇"，从而增加了心血管疾病的风险。

（4）低密度脂蛋白胆固醇：被认为是"坏胆固醇"，偏高与冠心病的发病率密切相关，提示生活方式需要改善，饮食上建议少吃动物内脏及油脂含量高的食物，建议适量运动。偏低有益于防止动脉硬化，若明显低于正常，可能与脂类物质摄入过少或消耗过多有关，持续降低则需要到专科进一步检查。

（四）肝功能检测

肝功能检查主要包括总蛋白、白蛋白、球蛋白、天冬氨酸氨基转移酶（ALT）、丙氨酸氨基转移酶（AST）等指标。总蛋白、白蛋白、球蛋白：反映肝脏合成蛋白质的能力。ALT、AST 是肝功能中最重要的两项指标，反映肝细胞损伤的程度，如果数值偏高，可能存在肝炎、脂肪肝等疾病风险。

（五）肾功能检测

（1）尿酸偏高常见于痛风、肾小球滤过率损伤，长期高尿酸水平可导致痛风及泌尿系统结石；偏低常见于营养不良、恶性贫血。

（2）肌酐升高见于各种原因引起的肾小球滤过功能减退，偏低常见于老年人及消瘦者。

（3）尿素氮升高常见于肾功能不全、急性肾小球肾炎、脱水、甲亢、尿路结石等，偏低可见于低蛋白饮食、营养不良等。

（六）尿常规

应重点关注尿葡萄糖、尿蛋白。正常情况下，尿中不应该出现葡萄糖和尿蛋白。出现"＋"时可能是糖尿病、慢性肾炎、肾病综合征等引起，某些生理性原因，也会出现少量的尿蛋白，具体原因需门诊就医进一步检查确诊。

（七）大便常规

隐血阳性（＋）代表消化道出血。需要进一步做胃肠镜检查。

四、腹部 B 超

（一）肝脏

1. 脂肪肝

是以肝细胞脂肪病变为基本病理特征的疾病，可以分为酒精性脂肪性肝病、非酒精性脂肪性肝病以及特殊类型脂肪肝，其中以非酒精性肝病最常见。患病人群主要是肥胖、代谢综合征、2 型糖尿病以及长期过量饮酒者。属于可逆性病变，需要改变生活方式，包括合理膳食、戒烟限酒、体育锻炼、保持良好情绪、谨慎用药等。

2. 肝囊肿

是一种常见的良性肝脏疾病，早期无症状，需随访体检复查。若存在右上腹痛、腹部包块、肝大等表现时，应立即就医。

（二）胆囊

1. 胆囊息肉

大多数为良性，定期观察即可。长期熬夜的人胆囊息肉的发病概率是非常高的，此外日常饮食不规律，尤其是不经常吃早餐，常抽烟、喝酒对胆囊的伤害更大。早期无症状，对于最大直径<1 cm 的息肉，建议三个月或半年后再次复查。如息肉无变化，以后可以每半年至一年复查一次。

2. 胆结石

较小的，症状不明显，对健康也无大碍，需要定期复查。根据结石的大小、位置以及有无并发症等可表现为不同的症状。大多数胆结石患者常有腹胀、大便秘结、腹泻、恶心、厌油腻、右上腹隐痛等症状。大一点的胆结石需要到医院就诊。胆结石的发生与生活习性有关，其中饮食不当是罪魁祸首，所以每天要吃早餐。

（三）肾脏

1. 肾结石

是由尿液中的一些成分在肾脏内形成的结石，常导致患者出现泌尿系统症状。肾结石的症状因结石的大小、形状、所在部位以及是否合并有感染、尿路梗阻等并发症而有所不同。常见的症状有腰腹部疼痛、血尿、恶心、呕吐、烦躁不安和腹胀等。

2. 肾囊肿

肾囊肿也与肝囊肿一样是一种良性疾病。通常也没有任何不舒服的感觉,常常经由彩超检查后发现。一般对身体不会有影响,应动态观察,每年体检时注意复查。

五、心电图

（1）正常心电图：表示心脏的电活动在检测时段内正常,没有发现明显的心脏问题。

（2）窦性心律：指的是心脏的节律来源于窦房结,是正常心律的表现。

（3）心率过快（窦性心动过速）：心率超过 100 次/分钟,可能因为运动、焦虑、发热等原因,也可能是心脏或其他系统疾病的表现。

（4）心率过慢（窦性心动过缓）：心率低于 60 次/分钟,在运动员中多为正常,也可能是窦房结功能减退或其他病理情况的表现。

（5）心房颤动：心电图上表现为无规律的心房活动,提示心房不以正常的节律收缩,需要进一步评估和治疗。

（6）心房扑动：心电图显示心房有快速且规律的活动,通常心率较快,需要医学干预。

（7）室性早搏或室上性早搏：心电图上出现提前的心跳,表明有心室或心房早于正常节律的激动,常见但不一定意味着有严重问题。

（8）左心室肥大或右心室肥大：心电图显示特定波形变化,提示心室壁增厚,可能因高血压或心脏瓣膜疾病引起。

（9）ST 段抬高或降低：可能提示心肌缺血或心肌梗死,需要紧急评估。

（10）T 波倒置或异常：可能指示心肌缺血、电解质失衡或其他心脏问题。

六、胸部 X 线

（1）肺纹理增多：引起肺纹理增多的疾病有慢性支气管炎、慢性支气管扩张、肺间质性病、各种心脏病导致的肺水肿等,也可以见于长期吸烟者。但一般来说,孤立地报告肺纹理增多,可供临床参考价值不大,是正常人群体检中一个比较常见的现象。

（2）钙化灶：肺实质肺细胞炎症后形成的"疤",一般无大碍,如确诊一般不需治疗,诱发这种病症的原因多是由于炎症、结核等引起的陈旧性病变。

（3）其他：如报告有絮状影、条索状影、结节、团状影等,提示肺部有病变,应尽快到医院就诊复查,以免延误病情。

七、胸部 CT

（1）肺结节：通常指 CT 图像上≤3 cm 的圆形或椭圆形阴影。结节可能是良性的，也可能是恶性的，需要根据结节大小、形态、与周围结构关系、既往史、家族史等高危因素综合判断。大部分肺结节为良性结节，可能与抽烟、空气污染、粉尘接触、既往肺部感染、肺部结核等有关，定期复查即可，不需处理；少部分可能是肺癌早期，如肺结节定期复查有短期增大、形态改变或局部密度增高时，则属于高危结节，需要外科治疗。

（2）肺部感染：表现为肺实质的密度增加，可能伴有空洞形成。常见的原因包括细菌、病毒或真菌感染。

（3）肺大疱、肺气肿：表示肺组织的气体交换区域受损，可以理解为慢性或较稳定的良性病变，常见于长期吸烟、老年慢性支气管炎（老慢支）等患者，需要结合肺功能检查，评估身体缺氧情况以及出现气胸的风险，重点是预防进一步发展，保护肺功能。

（4）肺纤维灶、钙化灶：表示曾经有过肺部感染等疾病，经过治疗或自行吸收好转而留下的"瘢痕"病灶，一般为良性病灶，不需要特殊处理。

（5）肺肿块：需要明确"肿块"的良恶性，一般要根据肿块的形态、边界以及与血管和气管的关系判断良恶性，也要结合年龄、吸烟史、既往史及家族史等高危因素综合判断。通常为了增加对比及了解血供，评估病变还需要 CT 增强检查。

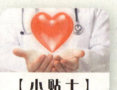

【小贴士】体检发现问题不要过度紧张，指标数据不在正常值参考范围内也不代表一定有问题，体检的许多指标本身就处于动态水平上，体检测到的是一个瞬间的数值，单凭一次体检并不能明确诊断，还需要综合其他检查结果及本人病史才能最终得出结论。体检中已经检查出了高血脂、糖尿病、脂肪肝等疾病需加以重视，但也不必过度紧张，大多数慢性疾病是可控的。体检报告中提到的"复查""定期检查"等建议，一定要认真对待。如果医生在短时间内通知您特殊异常结果，需要尽快去上级医院就诊。

马桥社区卫生服务中心

老而弥坚——关注老年人心理健康

2021年国家统计局数据显示,我国60周岁及以上老年人口约2.67亿,约占人口的17.9%。其中,中国科学院的一项研究表明,我国城市老年人心理健康率为30.3%,农村老年人心理健康率仅为26.8%。也就是说,中国60岁以上的老人,心理健康率不足30%。

老年人随着生理功能的减退和家庭及社会诸多因素的影响,承受着比年轻人更大的心理与生理上的双重压力,习以为常地把"我是老糊涂了""最近晚上老是睡不好""不知道为什么要活这么久"这些话当作是变老的"口头禅",而非焦虑、抑郁、失眠等心理疾病。因而老年保健养生除注意身体保健外,更急需补充"心理营养"。

一、老年人常见的心理问题与心理障碍

(一) 老年睡眠障碍

主要表现为失眠、精神易兴奋、入睡困难、易疲乏、注意力不集中等,病程可达数周或数月,甚至数年,症状可呈间歇性,病情容易反复。睡眠时间减少,并常伴有睡眠浅、早醒、多梦等症状。睡眠障碍是老年人最常见的心身疾病之一。

(二) 老年抑郁症

通常表现为情绪低落或抑郁,对生活失去兴趣,日常生活没有快乐,睡眠不佳,慢性疼痛,记忆减退,甚至持续产生死亡念头,严重的甚至会导致老年人自杀。

(三) 老年焦虑症

有些老年人常为一点小事而提心吊胆,紧张恐惧,坐卧不安。有的担心某种治疗或药物的副作用,有的对身体的某些细微变化过度关注,或过分担忧家人的安全和健康等。他们可能经历持续的紧张和担心,感觉不安和恐惧。焦虑还可能表现为身体上的症状,如心悸、胃部不适、失眠和头痛等。焦

虑情绪的持续存在会影响老年人的日常生活和心理健康。

（四）老年疑病症

又称疑病性神经官能症。患者会对自己的身体健康极为重视，总是担心某些器官发生病变，会患上一些难以治愈的疾病，其实这是老年人的一种常见心理现象。

（五）老年痴呆症

又称阿尔茨海默病，是一种中枢神经系统的退行性病变，症状包括记忆障碍、失语、失用、失认以及视空间能力损害等。此外，患者的抽象思维和计算力也会损害，常伴随人格和行为的改变。

二、老年人出现心理问题的原因

（一）生物学角度

进入老年后，生理机能减退，记忆力下降，体力大不如前，身体素质也会慢慢下降，躯体疾病增多，出现一些慢性疾病和慢性疼痛，甚至有些人会出现活动受限，时间长了，这样的紧张焦虑或者自责的情绪会导致心理问题。

（二）社会角度

由于离退休后，生活发生了巨大改变，人一下子从忙碌的岗位退下来变得清闲，人际关系改变，人际交往也随之减少，再加上子女纷纷离开家，这些落差感可使一些老人产生种种心理变化，出现孤独感、丧失感、抑郁等不良情绪。

（三）心理角度

退休后老年人自我认知能力下降，对学习新事物的能力也会慢慢下降，渐渐地对自我能力产生怀疑，会产生焦虑和绝望等情绪。

三、老年期的心理保健

（一）活到老，学到老，勤于学习，科学用脑

退休后步入第二人生，老年人最主要的心理准备就是重新学习，丰富精神生活，延缓大脑衰老。进入老年需要更新观念，老年完全可以有所作为，关键是要紧跟时代步伐，学习新知识，如老年自我保健、老年社会学、老年心理学、家政学等知识。另外"网上的世界真精彩"，老年人还应该更新自己的电

脑网络知识和专业知识,学习上网、学会利用微信等社交软件。

(二)多参加社会活动,重新适应社会

积极参加社交活动,拓展社交圈子,结交新的朋友,这有助于缓解孤独感和失落感。老年人生活开心还需要一个重要因素,那就是拥有充足的业余爱好。老年人可以学习新的技能、阅读书籍、旅游,或者积极参与社区活动。这些活动可以帮助老年人找到生活的乐趣,提升对生活的兴趣,并对心理健康起到积极的作用。

(三)多参加户外活动,培养各种爱好

最近"公园20分钟效应"爆红网络。"公园20分钟效应"起源于《国际环境健康研究杂志》的一项研究,其中指出每天在户外待上一小段时间就能够让人感到更加快乐,即便不做运动只是到公园或其他能感受到自然气息的地方逗留20分钟,也能显著减少压力。老年朋友可以根据自己的身体情况选择合适的锻炼方式,比如登山、快走、跳广场舞、打太极拳等,适当户外运动不仅可以促进脑部循环,活动关节,还能帮助放松身体,恢复年轻心态。许多老年人在年轻时就喜欢艺术或有一些爱好,离退休后可以继续寻找一种新的爱好,这种爱好融合了他们以前的技能。运动、音乐均有益老年心理健康。老年人在音乐里不仅可享受到一种美的艺术,而且可陶冶情操,使自己从中获得生活的力量和勇气。绘画、素描或雕刻等,除了能促进心理健康外,还能改善手眼协调能力。

(四)保持乐观宽容的心态

乐观、宽容是心理养生的调节剂。日常生活中,吃亏、被误解、受委屈等不如意之事,总是不可避免地发生,接纳和宽容是最明智的选择。宽容别人实际上是保护自己的首选方法,当我们苛求别人、斤斤计较时,心身均处于一种紧张应激状态,容易导致心跳加快、血管收缩、血压升高,使心理、生理进入一种恶性循环,久之甚至会诱发或加重心脑血管疾病。

四、老年人心理健康的内容

(1)能认:认人,认物,认路。
(2)能记:记事,记时,记地。
(3)能学:学新知识、新技能。
(4)能说:说得清楚,不唠叨。

(5) 能用:用手,用脚,用眼。

(6) 心态好:适应生活的改变。

(7) 心情好:会发泄、能调适。

(8) 关系好:与他人关系融洽。

马桥社区卫生服务中心

02 骨质疏松篇

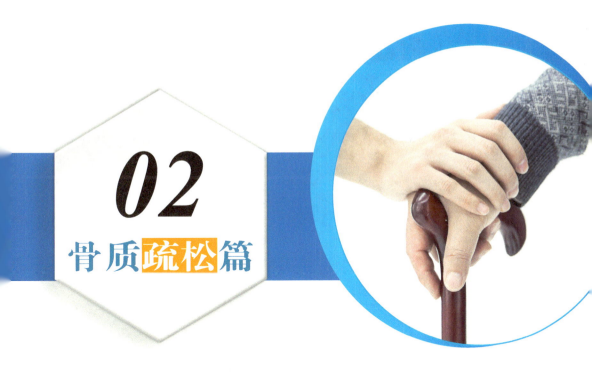

年纪大了身高变矮是骨质疏松惹的祸

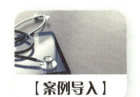

【案例导入】

王大爷今年已经62岁了,他是大家眼中的"健身达人",即便年事已高,他仍然保持着规律的运动习惯。他的肌肉结实,精神矍铄,但有一个让他感到困惑的问题——他的身高。年轻时,王大爷的身高至少达到了一米八,然而随着年龄的增长,他发现无论如何挺直腰杆,身高似乎都只能达到一米七五左右。这让他不禁感到疑惑。他在今年的社区卫生服务中心老年人体检中,测量的身高比年轻时矮了5 cm,骨密度检查结果提示T值<-2.5,脊柱X线检查提示"胸12椎体楔形变,压缩性骨折",医生告诉他,他这是得了骨质疏松。

在许多人的印象里，年纪大了身高变矮、驼背是正常现象，在老年人体检中测量出身高变矮，并不会因此去专门看医生。其实身高变矮并不是这样简单，在没有外界因素影响的情况下，身高比年轻时减少超过 3 cm 以上，就应该考虑骨质疏松的可能，这种情况通常是因为骨质疏松导致的椎体压缩性骨折。

一、骨质疏松有什么症状？

骨质疏松症是一种以骨量减少、骨组织微观结构退化为特征，致使骨骼脆性增加及骨折危险性增加的全身性代谢性骨病。以骨强度下降和骨折风险增加为特征。骨折是骨质疏松最严重的后果，很可能导致残疾和死亡。

疼痛、脊柱变形、骨折为骨质疏松典型的三大症状。

1. 疼痛

骨质疏松早期无明显症状，部分患者到检查时才发现骨密度下降。若早期未干预，随病情发展可逐渐出现骨痛，主要疼痛部位为腰背部和下肢，疼痛通常在翻身时、起坐时及长时间行走后出现，夜间或负重活动时疼痛加重，并可能伴有肌肉痉挛如小腿抽筋、关节酸痛及无力、下蹲困难、爬楼梯困难，甚至活动受限等。

2. 脊柱变形

严重骨质疏松症患者，因椎体压缩性骨折，可出现身高变矮或驼背等脊柱变形。多发性胸椎压缩性骨折可导致胸廓畸形，甚至影响心肺功能；严重的腰椎压缩性骨折可能会导致腹部脏器功能异常，引起便秘、腹痛、腹胀、食欲减低等不适。

3. 骨折

骨质疏松性骨折属于脆性骨折，指日常生活中受到轻微外力时发生的骨折，甚至站立时出现下肢骨折，咳嗽或如厕用力时出现胸椎、腰椎、肋骨骨折，弯腰时肋骨骨折，部分患者严重到卧床也可骨折。骨折发生的常见部位为椎体(胸、腰椎)、髋部(股骨近端)、前臂远端和肱骨近端；其他部位如肋骨、跖骨、腓骨、骨盆等部位亦可发生骨折。骨质疏松性骨折发生后，再骨折的风险显著增加。

二、得了骨质疏松症,生活中应该怎么办?

1. 加强营养,均衡膳食

建议摄入富含钙、低盐和适量蛋白质的均衡膳食,推荐每日蛋白质摄入量为 0.8~1.0 g/kg 体质量,并每天摄入 300 mL 牛奶或相当量的奶制品。

2. 增加钙摄入

多饮用奶制品、海产品、肉类、豆类食品等高钙食物,或是服用钙片。充足的钙摄入可帮助获得理想骨量峰值,减缓骨丢失,维护骨骼健康。成人每日钙推荐摄入量为 800 mg,50 岁及以上人群每日钙推荐摄入量为 1 000~1 200 mg。研究显示,我国居民每日膳食摄入钙为 400 mg,可每天再补充钙 400~600 mg。

3. 补充日照或维生素 D

建议上午 11:00 到下午 3:00 间,尽可能多地暴露皮肤于阳光下晒 15~30 分钟,每周 2 次,以促进体内维生素 D 的合成,尽量不涂抹防晒霜,以免影响日照效果。但需注意避免强烈阳光照射,以防灼伤皮肤。若日照不足,可多摄入蘑菇、海鱼、动物肝脏、蛋黄和瘦肉等富含维生素 D 的食物或服用维生素 D 来促进钙吸收和骨骼强壮。

4. 规律运动

建议进行有助于骨健康的体育锻炼和康复治疗。运动可改善机体敏捷性、力量、姿势及平衡等,减少跌倒风险。运动还有助于增加骨密度。适合于骨质疏松症患者的运动包括负重运动及抗阻运动,推荐规律的负重及肌肉力量练习,以减少跌倒和骨折风险。肌肉力量练习包括重量训练,其他抗阻运动及行走、慢跑、太极拳、瑜伽、舞蹈和乒乓球等。运动应循序渐进、持之以恒。骨质疏松症患者开始新的运动训练前应咨询临床医生,进行相关评估。

5. 其他

戒烟,限酒,避免过量饮用咖啡,避免过量饮用碳酸饮料,尽量避免或少用影响骨代谢的药物。

6. 定期体检

建议 40 岁以上人群每年检测一次骨密度。

三、骨质疏松症的中医适宜技术调理

艾灸：通过对特定穴位进行艾灸，可以起到温通经络、调和气血的作用，有助于缓解因骨质疏松带来的疼痛。

按摩：专业的推拿按摩能缓解肌肉紧张，改善局部气血循环，可缓解肌肉痉挛、全身疼痛等。

拔罐：可以促进血液循环，缓解全身疼痛等现象。

中草药：在医生的辨证下一人一方，针对病因，做到因症施治，调理身体，改善亚健康状态。

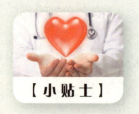
【小贴士】

社区医院可提供的服务

1. 筛查服务：如果您有骨质疏松症状，社区卫生服务中心可提供骨质疏松筛查服务，包括体格检查、化验、骨密度筛查等。

2. 专科服务：社区医院设有骨质疏松门诊，由经验丰富的专家坐诊，为骨质疏松患者制订个性化诊治方案。

3. 转诊服务：对有需求的居民，社区医院可以提供预约转诊服务。

4. 中医服务：中医在骨质疏松治疗和症状缓解中也可以发挥不可替代的作用。社区医院可提供中医咨询、中医理疗、中药治疗等服务，为患者提供个性化的治疗方案。

古美社区卫生服务中心

维生素 D 知多少

维生素 D，这一我们常常在营养学书籍中见到的名词，其实是我们身体不可或缺的重要营养素。然而，由于种种原因，很多人都会面临维生素 D 缺乏的问题。今天，我们就从案例、症状、治疗、自我保健四个方面来深入解析维生素 D 缺乏的问题。

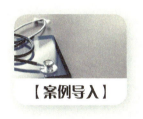
【案例导入】

小张是一位办公室职员，由于长期在室内工作，她很少有机会接触到阳光。平常出门时，为了不被晒黑，也会将自己的皮肤遮挡严实。渐渐地，她发现自己的身体出现了一些问题：夜晚常常失眠，肌肉时常感到酸痛，而且骨骼也开始出现疼痛。在一次职工体检中，医生为她进行了骨密度检查，检查结果为骨密度值偏低。医生告诉她这是维生素 D 缺乏导致的。

一、症状解析

维生素 D 缺乏的症状多种多样，常见的有睡眠异常、肌肉痉挛、多汗、骨骼形态改变、运动发育迟缓等。这是因为维生素 D 对于钙的吸收和骨骼的健康有着至关重要的作用。一旦缺乏，就会导致钙磷代谢紊乱，引发一系列症状。

维生素 D 缺乏的症状可以大致分为"苦""痛""郁""丑"四类。

"苦"：爬楼梯困难、下蹲起立困难、提重物吃力、容易跌倒；

"痛"：腰背疼痛、全身骨痛、容易崴脚、容易腿抽筋；

"郁"：伴有恐惧、焦虑、抑郁、自信心丧失等情绪，带来巨大心理负担；

"丑"：身高变矮、轮廓变形。

二、治疗方法

对于维生素 D 缺乏的患者,治疗方法主要有全身治疗和局部治疗两种。

1. 全身治疗

主要是通过增加富含维生素 D 的食物摄入,如猪肝、鸡肝、鸡蛋和牛奶等,同时可以选择口服或注射维生素 D 制剂,以及服用浓缩鱼肝油。

2. 局部治疗

主要是针对一些特殊症状,如骨骼畸形,可以通过矫形手术来改善。钙剂和维生素 D 作为骨健康基本补充剂,在骨质疏松症的防治中具有重要作用。维生素 D 的主要作用是调节钙、磷代谢,促进肠内钙磷吸收和骨质钙化,维持血钙和血磷的平衡。

常见的维生素 D 补充剂分为 3 种,即普通维生素 D、半活性维生素 D 及活性维生素 D。普通维生素 D 需要经过肝脏、肾脏两步加工形成双羟维生素 D,单羟的半活性维生素 D 经过肝脏活化转化为双羟活性维生素 D。半活性维生素 D 对于肾功能下降的老年人,其效果明显优于普通维生素 D。活性维生素 D 因为在 25 位与 1α 位均已预先羟化,因而具有完全的生理活性,进入人体内后,能立即发挥作用,不受肝、肾功能的影响。

普通维生素 D 有 D_2 和 D_3 两种形式,维生素 D_2(亦称钙化醇)可从强化食品、植物性食物和补充剂里获取;维生素 D_3(亦称胆钙化醇)可从强化食品、动物性食物(多脂肪的鱼类、鱼肝油、蛋类和肝脏)和补充剂里获取,而当皮肤暴露在阳光的紫外线下时,身体也能合成。通过日晒补充维生素 D 时,建议每日半小时以上,戴帽子、打伞、使用防晒霜或隔玻璃晒等会影响维生素 D 的生成。春季、秋季、冬季以上午 10 点至下午 4 点较为适合,而夏季时以上午 10 点前,下午 4 点后为宜,防止晒伤。有白内障的患者可以佩戴墨镜保护眼睛。日晒不能满足维生素 D 的合成者可以补充维生素 D 制剂。

维生素 D 除了在促进肠道钙吸收、维持机体钙平衡和正常骨矿化等方面有着十分重要的作用外,对骨骼肌也有影响,其对肌肉量、肌肉力量和协调性均有重要作用。对于维生素 D 缺乏的老年人群,补充维生素 D 不仅有利于骨骼健康,同时对代谢、免疫系统及内环境的稳定也具有积极的作用。因此,合理补充维生素 D 会带来健康效益。

需要注意的是,维生素 D 也并非越多越好。摄入过量的维生素 D 可能会产生包括食欲缺乏、体重减轻、恶心呕吐等症状在内的诸多副作用。临床上补充维生素 D 有几个注意事项：① 钙剂或者其他保健品中添加的通常是普通维生素 D_3；② 一定要在医生指导下使用活性或者半活性维生素 D；③ 使用活性或者半活性维生素 D 时，前提要补充足够的普通维生素 D；④ 活性或者半活性维生素 D 与钙剂合用时，有可能发生高钙血症，因此在使用过程中，应定期监测血钙浓度，如果血钙浓度高于正常时，应减量或暂时停药。

三、自我保健

预防胜于治疗，对于维生素 D 缺乏的问题，我们更需要注重自我保健。首先，我们应该积极参加户外活动，让皮肤尽量多地暴露在阳光下，因为阳光可以帮助我们的身体合成维生素 D。其次，我们要注意饮食的均衡，多吃富含维生素 D 的食物。此外，定期体检也是非常重要的，一旦发现维生素 D 缺乏，应及时就医治疗。

总的来说，维生素 D 缺乏是一种常见的营养缺乏症，但只要我们了解其症状，掌握正确的治疗方法，同时注重自我保健，就能够有效地预防和解决这一问题。让我们从现在开始，关注自己的营养状况，拥有健康的生活。

在这里，我们也要提醒大家，虽然阳光可以帮助我们合成维生素 D，但过度暴露在强烈的阳光下也可能导致皮肤问题，甚至增加患皮肤癌的风险。因此，我们在享受阳光的同时，也要注意做好防晒措施，保护好自己的皮肤。

另外，每个人的身体状况都是不同的，对于维生素 D 的需求量和吸收能力也有所不同。因此，在补充维生素 D 时，我们应该根据自身的实际情况，合理调整饮食，或者在医生的指导下进行适量的补充。

四、中医适宜技术

（1）艾灸：通过对特定穴位进行艾灸，可以起到温通经络、调和气血的作用，有助于缓解因维生素 D 缺乏带来的疼痛、多汗、抽筋、发育迟缓等。

（2）按摩：专业的推拿按摩能缓解肌肉紧张，改善局部气血循环，可缓解腰背痛、全身骨痛等。

（3）针刺：可以调整人体气血阴阳，宁心安神，疏通经络，以达到改善睡眠异常、肌肉痉挛、多汗等症状的目的。

（4）拔罐：促进血液循环，缓解疲劳，缓解全身疼痛、肌肉痉挛等现象。

（5）中草药：在医生的辨证下一人一方，针对病因，做到因症施治，调理身体，改善异常睡眠、多汗、骨痛等亚健康状态。

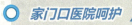

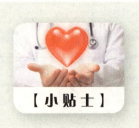

普通维生素D需要经过肝脏和肾脏处理，变为活性维生素D后才能被人体吸收并对肠道、骨骼、肌肉等组织器官发挥作用。

对于特殊人群，如肝肾功能自然衰退的老年人、肾病患者等，在医生建议下使用活性维生素D这类不需要经肝肾处理而直接发挥作用的补充剂来满足人体对维生素D的需求量。

古美社区卫生服务中心

骨质疏松筛查原来如此简单

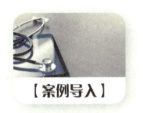
【案例导入】

今年70岁的王阿姨，平时身体健康，热爱运动，时不时就约上好友一起旅游爬山。但最近，王阿姨开始谢绝一些外出活动，而且总是感觉腰酸背痛，出去遛弯买个菜的工夫都感觉不适。她以为是自己年纪大了，身体不如以前，自然会有些力不从心，所以就没太在意。直到有一次王阿姨不小心摔倒，立马动弹不得，路边的好心人见状赶忙打电话给120。送医检查后，王阿姨被诊断为腰椎骨折，医生根据最近她的身体症状，推断为骨质疏松症导致骨骼强度降低，从而导致的骨折。王阿姨很惊讶，自己平时也没什么大病，怎么突然就得了骨质疏松呢？

一、什么是骨质疏松症？

其实，像王阿姨这样的情况并不少见。骨质疏松症是一种慢性疾病，它的发生往往悄无声息，也被称为"寂静的疾病"，所以很多患者在出现严重症状前都没有察觉到任何异样。但是随着病情的进展，患者会感觉到乏力、腰背疼痛等，而且，会像王阿姨一样，跌倒、摔落时容易发生骨折。此外随着症状的加深，脊柱发生骨质疏松会使脊柱受压变形，患者可能出现身高变矮、驼背等症状。当胸椎发生骨质流失导致变形后，还会进一步影响呼吸功能。因此，定期进行骨质疏松筛查至关重要。通过简单的筛查，我们可以及早发现骨质疏松的苗头，采取相应的措施进行干预，避免病情恶化。

二、常见的筛查方法

骨密度检测主要基于骨骼矿物质密度的测量，矿物质密度是骨骼强度的重要指标。通过特定的仪器和技术，可以测定骨骼中矿物质的含量和分布情

况,从而评估骨骼的健康状况。常用的检测方法有:

(1) 超声检测:利用超声波对骨骼的骨量进行检测,具有操作简单、无辐射的优点,但可能存在一定的检测误差。

(2) 双能X线检测:是目前比较常用的骨密度检测方法,通过低能和高能X线穿透身体后系统对信息进行分析,得出骨矿物质含量。这种方法检测结果准确,但患者可能受到一定的辐射。

(3) 定量CT:利用计算机断层成像技术测定特定部位的骨矿密度,具有较高的准确性,但同样存在辐射问题。

(4) 单光子吸收测定法:利用骨组织对放射物质的吸收与骨矿含量成正比的原理,测定人体四肢骨的骨矿含量。

三、中医适宜技术

(1) 艾灸:通过对特定穴位进行艾灸,可以起到温通经络、调和气血的作用,有助于缓解因骨质疏松带来的腰背疼痛等。

(2) 按摩:专业的推拿按摩能缓解肌肉紧张,改善局部气血循环,可缓解腰背痛、全身骨痛等症状的目的。

(3) 针刺:可以调整人体气血阴阳,宁心安神,疏通经络,以达到改善肌肉痉挛、全身疼痛等。

(4) 拔罐:促进血液循环,缓解疲劳,缓解全身疼痛、肌肉痉挛等现象。

(5) 中草药:在医生的辨证下一人一方,针对病因,做到因症施治,调理身体,改善异常睡眠、多汗、乏力、骨痛等亚健康状态。

四、筛查出骨质疏松怎么办?

被诊断为骨质疏松后,最重要的就是做好自我保健,尽量通过改善生活习惯、饮食习惯等控制骨质疏松症的进一步恶化。

(1) 食疗调养:在中医理论中,骨质疏松往往与肾精亏虚、气血不足、肝肾不足等因素有关。因此,中医的保健方法强调通过调整脏腑功能、补充气血、滋补肾精等方式来预防和治疗骨质疏松。"食疗胜于药疗",合理的饮食调养至关重要。首先,应多食用富含钙质的食物,如牛奶、虾皮、芝麻、豆腐等,以增加钙质的摄入。其次,应多食用具有补肾作用的食物,如黑豆、黑芝麻、核桃、枸杞等,以滋补肾精,增强骨骼的修复。此外,还可以适当食用一些具有活血化瘀作用的食材药材,如山楂、红花、三七等,以促进血液循环,缓解骨质疏松引起的疼痛。

（2）运动锻炼：适当的运动不但可以锻炼身体，增强肌肉力量，减轻对骨骼的压力，还可以增强骨骼的强度和韧性，避免骨折的发生。我们可以根据自身情况选择适当的运动方式，如散步、打太极拳、练八段锦等缓慢柔和的运动，既可以锻炼身体，又不会对骨骼造成过大的负担。

总之，骨质疏松筛查并不复杂，只要我们关注身体的变化，及时就医检查，就可以做到早发现、早治疗。同时，通过中医适宜技术和自我保健方法的结合，可以更好地预防和治疗骨质疏松这一常见的骨骼疾病。让我们从生活细节做起，关爱骨骼健康，享受美好人生！

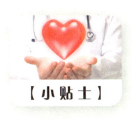

如果您有驼背、疼痛、骨折、身高变矮等症状，可以来社区卫生服务中心，社区卫生服务中心有骨质疏松筛查服务。通过简单的骨密度检测和问卷调查，可以初步评估您的骨骼健康状况。同时，骨质疏松特色门诊提供咨询、诊疗、健康指导等卫生服务。

古美社区卫生服务中心

得了骨质疏松该怎么吃？

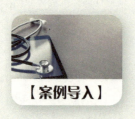

【案例导入】 68岁的王阿姨因反复腰痛前来医院就诊。王阿姨说平日以素食为主，很少喝奶，平常活动也很少，体重较之前没有明显改变，但身高较之前减少4 cm，入院后完善了检查，腰椎MRI显示腰椎压缩性骨折，骨密度显示腰椎T值最低—4.7。医生给出的诊断是骨质疏松症。

骨质疏松症是一种以骨量减少、骨组织微结构损坏导致骨脆性增加，易发生骨折为特征的全身性骨病。

原发性骨质疏松包括绝经后骨质疏松症（Ⅰ型）、老年骨质疏松症（Ⅱ型）和特发性骨质疏松症（包括青少年型）。继发性骨质疏松症则指由任何影响骨代谢的疾病和（或）药物及其他明确病因，使骨量严重丢失而导致的骨质疏松，主要发生在青少年，病因不明。

骨质疏松典型的四大症状为脊柱变形、疼痛、骨折、身高变矮。

怎么吃可以预防或改善骨质疏松？

1. 适宜的蛋白质

充足的蛋白质可以促进钙的吸收、增加肌肉的质量和强度，但过量的蛋白质摄入又会促进尿液中钙的排泄，降低肠道对钙的吸收，因此蛋白质的摄入应适宜。推荐每日蛋白质的摄入量为1.0～1.2 g/kg，进行抗阻训练的老年人为1.2～1.5 g/kg，优质蛋白质的摄入占1/2。根据《中国居民膳食指南（2022）》的建议，每日摄入动物性食物120～200 g，牛奶300～500 mL，豆制品及坚果25～35 g，就能满足每日蛋白质的需求。

2. 足量的钙

老年骨质疏松患者每日推荐摄入钙 1 000～1 200 mg,可耐受最高量为 2 000 mg。钙的补充应注意钙的含量和吸收率,补钙食物首选牛奶及奶制品,其他富含钙的食物如豆腐及豆制品、深绿色蔬菜、虾皮、芝麻酱、海带、木耳等。每日摄入牛奶 300～500 mL 或同等量的奶制品。

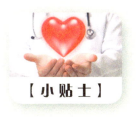

骨头汤并不补钙,骨头汤中的钙含量很低,并且难以溶解,还含有较多的脂肪和嘌呤,不利于健康。

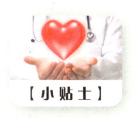

建议老年人多喝低脂奶及其制品,乳糖不耐受的老年人可选用低乳糖奶或酸奶。

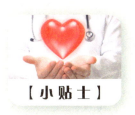

能提供 1 000 mg 钙的食物组合如牛奶 500 mL(520 mg 钙)、豆腐干 50 g(150 mg 钙)、鲈鱼 100 g(138 mg 钙)、鸡蛋 50 g(30 mg 钙)、小油菜 110 g(168 mg 钙)。

3. 充足的日照

充足的维生素 D 能促进肠钙的吸收,促进骨骼矿化,降低跌倒风险。维生素 D 缺乏时影响钙的代谢、成骨细胞的活性,从而影响骨健康。

对于老年人,每日维生素 D 的需求量为 400～800 IU。中国营养学会推荐膳食维生素 D 参考摄入量为:＜65 岁维生素 D 参考摄入量为 400 IU/d,≥65 岁维生素 D 参考摄入量为 600 IU/d。

维生素 D 可以从两个途径获得:皮肤内自身合成和通过膳食摄入。维生素 D 70%～90%是来自太阳中的紫外线照射皮肤自身合成。维生素 D 的食物来源,如海鱼、动物肝脏、蛋黄、牛奶等,像动物肝脏、蛋黄等胆固醇含量较高,不宜过多食用。因此建议每天上午 10 点之前或者下午 3 点以后晒 20～30 分钟为宜,以促进体内维生素 D 的合成。

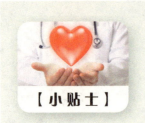

【小贴士】注意避免涂抹防晒霜和隔着玻璃晒太阳。

4. 规律的运动

运动能刺激骨骼生长,有助于骨质中钙的沉积,从而增加骨密度。推荐老年骨质疏松患者遵循循序渐进的原则,进行个性化的中低强度运动,强度以每次运动后肌肉有疲劳感和酸胀感,休息后次日感觉消失为宜。体力活动包括适宜的负重运动和抗阻运动,其他运动还有行走、慢跑、打太极拳、练瑜伽、跳广场舞等。建议运动前咨询医师并进行相关的风险评估。

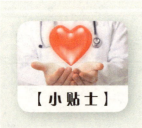

【小贴士】适合老年人的运动包括散步、快走、慢跑、跳广场舞、打太极拳、练瑜伽以及抗阻运动如拉弹力带和举哑铃等。

5. 改变不良生活方式

钠盐会抑制胃肠道对钙的吸收,并且导致尿中钙的排泄增加,因此饮食应清淡少盐,每日钠盐不超过 5 g。

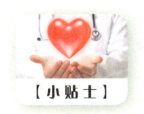
【小贴士】

注意隐形盐的摄入,隐形盐包括酱油、味精、蚝油、豆瓣酱、腐乳、酱菜以及各种高盐食品。

避免过量饮用咖啡、浓茶和碳酸饮料,如咖啡一天不超过 1 杯(约 180 mL),喝茶可以泡得淡一点,不喝碳酸饮料和含糖饮料。

过量饮酒会导致肠钙吸收减少、尿钙排出增加,吸烟同样会导致骨吸收增加,引起骨量丢失,更易出现骨质疏松。因此要戒烟限酒。

6. 中医适宜技术

(1) 艾灸:通过对特定穴位进行艾灸,可以起到温通经络、调和气血等作用。

(2) 按摩:专业的推拿按摩能缓解肌肉紧张,改善局部气血循环,缓解因骨质疏松带来的抽筋疼痛等症状。

(3) 针刺:可以调整人体气血阴阳,疏通筋络,缓解因骨质疏松产生的疼痛等。

(4) 拔罐:促进血液循环,缓解疲劳,提高身体抵抗力。

(5) 中草药:在医生的辨证下一人一方,针对病因,做到因症施治,调理身体,改善亚健康状况。

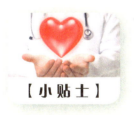
【小贴士】

一份健康骨骼的饮食计划

早上摄入牛奶 300 mL 或相当量的奶制品。
中晚餐摄入 120~200 g 的禽畜肉、蛋类等。
另外可摄入相当于大豆 50 g 的豆制品,如豆浆、豆腐等。

更年期的女性每周吃两次大豆芽,每次 100 g。

古美社区卫生服务中心

为长者筑起康复之桥
——髋关节骨折后的护理

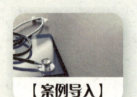

【案例导入】 随着年龄的增长,骨质疏松、平衡能力下降使得老年人成为髋关节骨折的高发群体。一旦发生此类伤害,不仅会带来剧烈疼痛,还可能因此丧失部分活动能力,对生活质量影响极大。86岁的张阿婆,素日里生活自理,独居,一天在浴室滑倒,右侧髋部遭受直接撞击,随即出现剧烈疼痛并无法站立,家属紧急呼叫急救车辆,送至医院进行详细检查。经过X线和CT扫描确认为右侧髋关节骨折,伴有明显错位。鉴于患者基本情况,医生决定采取手术治疗方案。了解并掌握髋关节骨折后的护理知识,对于加速老年人的恢复过程、提高其生活自理能力至关重要。

一、伤后紧急处理

我们身边的老年人可能会因为各种原因遭受伤害。在众多可能的伤害中,髋部受伤无疑是一个需要特别关注的问题。一旦发现老年人的髋部受伤,无论伤势轻重,都应立即停止所有活动。这不仅是出于对患者的关心,更是为了避免受到进一步的伤害。任何尝试让患者继续活动或移动的行为,都可能加重已经存在的伤害。因此,我们应该确保患者处于一个相对静止的状态,避免他们负重或者进行任何可能导致伤势加重的动作。在这种情况下,我们可以利用三角巾或其他辅助物品,为患者的髋部提供初步的固定。这种固定不仅可以减少患部移动带来的二次损伤,还可以帮助缓解疼痛。在专业医护人员到来之前,为患者提供一个相对稳定的环境。除了物理上的处理,我们还应该密切关注患者的意识状态和生命体征并及时联系急救人员,确保患者得到及时的医疗救助。

二、医院治疗期间的配合

在医院接受治疗期间,家属应与医护人员保持良好沟通,了解手术方案及预期效果。术后密切关注伤口愈合情况,遵医嘱使用抗生素预防感染,并定时检查血常规指标。此外,根据医生建议,可能需要穿戴矫形器具或使用轮椅等辅助设备,以减轻患部负担。

三、家庭康复护理

当患者从医院出院,家庭护理便成了康复之路上的重中之重。家中的环境应该尽可能地简洁而宽敞。这不仅能够为患者提供一个舒适的生活空间,更能够减少他们因为杂物而不慎跌倒的风险。每一处可能成为绊脚石的物品,都应当被及时地移开,确保患者的行走路径畅通无阻。为了进一步确保患者的安全,家中的地面可以铺设特制的防滑垫。这些垫子不仅能够增加摩擦力,防止滑倒,还能够为患者提供柔软的脚感,使他们在家中行走时更加安心。而在必要的地方,如浴室和楼梯旁,安装坚固的扶手更是至关重要。这些扶手不仅为患者提供了支撑,更为他们的家人带来了一份安心。

此外,床上用品的选择也不容忽视。一套柔软舒适的床上用品,不仅能够为患者提供一个良好的休息环境,更能够有效地避免压疮的产生。

四、营养支持

在康复的道路上,合理的饮食是支撑身体恢复的坚实桥梁。

我们必须认识到,骨骼是身体的支架,它的健康直接关系到我们的整体健康状况。因此,为了加速骨骼的修复,我们需要摄入富含钙和蛋白质的食物如牛奶、豆制品和鱼类等,它们是这些营养素的优质来源。想象一下,每天早上一杯温热的牛奶,不仅能够唤醒沉睡的味蕾,还能为骨骼注入活力。而豆制品和鱼类,它们不仅美味可口,更是健康的守护者,为我们的身体提供了必要的营养。但是,仅仅依赖食物是不够的。维生素 D 的补充也是至关重要的一环。日晒是一种自然的维生素 D 来源,当然,我们也可以从食物中摄取,如鱼肝油、鸡蛋黄等。

五、功能锻炼

适度的功能锻炼也是一剂不可或缺的良方。在经验丰富的医生指导下，患者可以逐渐开始进行被动关节活动、肌力练习等训练。看似简单的动作，会帮助患者促进血液循环，为受损的组织提供充足的营养，从而加快康复进程。功能锻炼的过程也需要患者保持耐心和毅力。运动量不宜过大，以免造成新的损伤，反而延缓康复的速度。因此，在锻炼过程中，患者应遵循医生的建议，逐步增加运动量，让身体在适应的过程中，慢慢恢复活力。做过髋关节置换术的病人应注意以下几点：

1. 床上转移

应从手术侧离床，保持患侧髋关节保持外展位。

2. 坐位

术后第一个月内坐位的时间不能超过 1 小时，不能坐过低的椅子、沙发，双脚不能交叉，不能跷二郎腿，屈髋不能超过 90°（肚子与大腿之间的角度）。

3. 如厕

身体先后倾，患腿往前伸直，缓慢坐到坐便器上，应注意屈髋不能超过 90°（肚子与大腿之间的角度）。

4. 取物

术后三个月内不能弯腰捡东西。

5. 乘车

身体先后倾，患腿往前伸直，缓慢坐到车座上，应注意屈髋不能超过 90°（肚子与大腿之间的角度）。

6. 淋浴

伤口愈合后，站着淋浴有一定的危险，故可坐一个高凳子，选择可移动的手持喷头，并准备一个带长柄的沐浴海绵以便能触到下肢和足。

7. 穿脱鞋袜

请别人帮忙或使用鞋拔子，选择不系带的松紧鞋、宽松裤。

六、心理疏导

患者在面对疾病和康复过程中的困难时，往往会产生焦虑、恐惧、沮丧等负面情绪。这时,心理疏导的重要性便凸显出来。通过与专业心理医生的沟通,患者可以倾诉内心的痛苦,释放压力,从而调整心态,以更加积极的心态面对康复治疗。长期的卧床和活动受限可能导致老年人产生焦虑、抑郁情绪。家人应给予更多关心和支持,倾听他们的感受,鼓励其参与社交活动,保持良好的心态。

七、定期复查

骨质疏松的老年人更需要定期到医院进行复查,以确保我们的身体状况得到最佳的监控和管理。定期复查,可以帮助我们了解骨折是否正在按照预期的方式进行愈合,或者是否有其他的并发症出现。如果有任何问题,可以及时调整治疗方案,以确保我们的恢复进程不会受到任何阻碍。

八、中医适宜技术

(1) 艾灸:艾灸的温热刺激可以增强局部血液循环,促进新陈代谢,有助于提高人体免疫力;还可以调节人体的气血运行、脏腑功能等,改善机体的整体状态,促进恢复。

(2) 中草药:在医生的辨证下一人一方,针对病因,做到因症施治,调理身体,提高人体正气抵御外邪,加快复原。

综上所述,老年人髋关节骨折后的护理是一个系统而细致的过程,需要家庭成员、医疗人员乃至社会资源的共同协作。通过科学的护理和耐心地陪伴,老年人可以逐步恢复健康,重返正常生活的轨道。

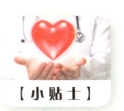

【小贴士】

社区卫生服务中心为居民提供家庭医生签约及居家护理服务,在门诊、住院部、家中、养老院等多场所满足居民各类护理需求,将需求量大、医疗风险低、易操作实施的老年护理服务项目延伸至老年家庭和养老场所。

古美社区卫生服务中心

03 高血压篇

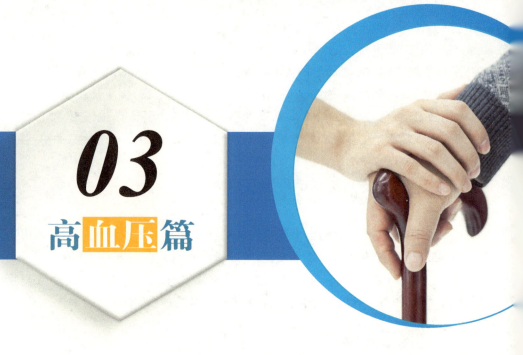

社区高血压筛查新策略
——便捷化路径探讨

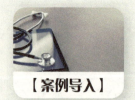

【案例导入】

一位40岁男性患者,因从事重体力劳动,平时饮食不规律,经常熬夜、喝酒,喜食腌制食品,腹型肥胖,最近1个月经常头胀、头疼,偶尔还有恶心不适,遂到附近社区医院就诊。当时测血压186/104 mmHg,给予24小时动态血压监测,结果为白天平均收缩压166 mmHg、舒张压98 mmHg,夜间平均收缩压143 mmHg、舒张压86 mmHg,后诊断为高血压。医生给予了降压药物治疗,并嘱咐患者平时经常测血压,养成良好的生活习惯。

在生活中像案例中的患者的人可能还有很多,他们平时因忙于工作和生活,对于自己的健康关注得比较少,平时不主动测血压,也不知道在哪里可以便捷地测量血压。

其实在社区就有很多筛查血压的便捷途径,不仅可以提高筛查率,而且可以早期发现高血压病人,从而进行及时干预,减少高血压相关的并发症。以下是几种社区高血压筛查的便捷途径:

一、社区卫生服务中心健康检查

在社区卫生服务中心有为居民常设的血压测量点,人们可以随时前往检测,有医务人员或者社区志愿者指导如何操作。

二、社区药房

在社区药房设置自助血压测量机,顾客可以在购买药品或日用品时方便地进行血压检测。药房工作人员也可以提供基本的血压测量指导和咨询服务。

三、无偿献血车

在一些人口密集的地方,经常有移动献血车,车上都能够提供血压测量服务。

四、企业和工作场所

在大型企业和人口密集型工作场所内大多有医务室,可以提供定期的健康检查服务,包括血压测量、血糖测量、常见疾病咨询等,鼓励员工关注自身血压健康。通过健康宣教增加员工对高血压危害的认识和自我监测的意识。

五、邻里中心和自检小屋

比如上海闵行区各个街道和乡镇都有若干个邻里中心和自检小屋,这些地方都可以测量血压。

六、电子穿戴式设备

随着科技的发展,很多电子穿戴式设备也有监测血压的功能,使居民能够自我监测血压,并在必要时寻求专业人士的帮助,提供在线咨询和远程医疗服务,方便居民在家中就可以获得专业的建议。只不过部分穿戴式设备检

家门口医院呵护 "一老一小"

测血压的准确性还有待提高,如果居民的自身穿戴设备经常监测自身血压异常,建议居民仍需去医疗机构复查血压情况。

通过上述途径,可以大大提高社区高血压的筛查覆盖率,帮助早期发现和治疗高血压患者,减少心脏病、中风等严重并发症的风险。

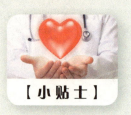
【小贴士】

大多数高血压患者通常无症状,高血压患者或者有高血压高风险的人群都需要定期监测血压。

马桥社区卫生服务中心

标准化血压测量的必要性
——守护健康新视角

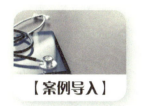

【案例导入】

平时在门诊经常遇到一些患者急匆匆地来到诊室就跟医生说:"好久没有测血压了,医生帮我测下血压吧!"还有在冬天的时候,衣服穿得很厚,一些患者把厚厚的衣袖伸进血压计的袖带里就开始测量了,这些都不是正确测量血压的方式。

万事都有标准,测血压也不例外。那么标准化血压测量有必要吗?答案是肯定的。因为标准化血压测量有助于确保测量结果的准确性和一致性。血压是评估心血管健康状况的重要参数之一,准确的血压测量对于诊断、评估、预防和治疗高血压等心血管疾病至关重要。不标准化的测量方法可能由于操作不当、设备的差异或环境因素等原因导致测量结果出现偏差,这可能影响对患者状况的准确判断及治疗的决策。

一、标准化血压测量至关重要的几个理由

(1)减少误差:采用标准化流程可以最大限度地减少人为误差和设备误差,确保测量结果的可重复性和准确性。

(2)可比性:标准化流程确保不同时间点、不同操作者或不同地点的血压测量结果具有可比性,有利于更准确地评估疾病进展或治疗效果。

(3)帮助医生做出正确的决策:准确的血压数据对于指导临床决策至关重要,如用药调整、生活方式改变等。

(4)帮助患者自我管理:对于高血压患者来说,掌握标准化的血压自我测量技能是管理自己健康状况的一个重要环节,有助于及时发现问题和调整治疗方案。

国际上有多个组织,如世界卫生组织(WHO)和美国心脏协会(AHA),都推荐了详细的标准化血压测量指南,涵盖了测量前准备、测量时的姿势、使用

的设备类型等众多方面。遵循这些指南可以显著提高血压测量的准确性和可靠性。

二、进行标准化血压测量的一些关键指导原则

（1）测量前准备：在测量前要充分休息，30分钟内避免吸烟、饮酒、喝咖啡或是浓茶，排空膀胱，不要进食。如果是第一次测量血压，要同时测量双臂，然后以血压值较高的一侧为准。

（2）正确的姿势：被检者坐在有背的椅子上，双脚平放在地面上，背部和手臂得到支撑。手臂应暴露在外面并放松，与心脏保持同一水平。

（3）选择合适的袖带：使用适合被测者手臂围度的气囊袖带。袖带过小或过大都可能导致读数不准确。

（4）重复测量：如果第一次测量的血压较高，应该在静坐3～5分钟后再次测量。通常建议从两次测量中取平均值作为最终的血压读数。

（5）避免交谈或活动：在测量过程中，被测者应保持安静，避免交谈或活动，这些行为可能影响血压的准确读取。

（6）间隔测量：对于需要密切监测血压的个体，建议定期测量血压，并遵循相同的测量程序，以便于比较血压变化。

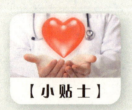
【小贴士】

通过标准化测量血压，可以确保测量结果的准确性和可比性，有助于有效评估被测者的健康状况，并及时发现和治疗高血压或低血压等问题。

马桥社区卫生服务中心

头晕成因大揭秘
——血压高是幕后黑手吗？

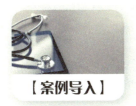
【案例导入】

张老伯最近总是感觉头晕乎乎的，周围好多朋友都有高血压，他也听说别人血压高的时候总是头晕，他把自己的症状告诉周围朋友后，大家觉得张老伯应该也患有高血压了，并建议他去医院输输液，通通血管。

在门诊像张老伯这样的患者还是经常会遇到的，可是头晕就一定是高血压吗？其实并不一定是，高血压可以引起头晕症状，但是头晕并不一定就是高血压引起的。头晕只是一个症状，能引起头晕这个症状的疾病可就多了。

我们就来了解一下能引起头晕的一些疾病吧！

一、部分躯体疾病引起的头晕

（一）神经系统病变

如脑缺血病变、小脑病变、脑外伤、某些类型的癫痫等。此外，自主神经功能失调以及某些神经症的患者也会常常感到头晕。

（二）耳部疾病

如耳石症、中耳炎、前庭功能紊乱等。

（三）心血管疾病

心律失常、高血压、心肌梗死、心肌病、风湿性心脏瓣膜病、心力衰竭等。

（四）内分泌系统疾病

甲状腺功能减退、糖尿病，胰岛素或降糖药等引起的低血糖等。

（五）血液系统疾病

慢性贫血、白血病、红细胞增多症、各种急性出血等。

（六）呼吸系统疾病

气胸、慢性阻塞性肺疾病等。

（七）感染性疾病

各种感染，有时感冒也可能会有头晕的症状。

（八）颈椎病

由于颈椎长期劳损、骨质增生、韧带增厚或椎间盘突出等原因，使颈椎脊髓、神经根或椎动脉受压，或刺激颈椎周围的交感神经末梢，从而引起颈椎病头晕。

（九）眼、鼻、口腔疾病

屈光不正、复视、眼压异常（如青光眼）、配戴眼镜不适、视觉疲劳、龋齿、慢性鼻窦炎等。

（十）药物原因

如万古霉素、氨基糖苷类、磺胺类、顺铂、长春新碱、奎宁、呋塞米、利多卡因、卡马西平、苯妥英钠等。

二、环境及功能性因素

快节奏的城市生活，造成了一些人群不得不长时间工作和长时间熬夜，导致精神紧张以及因为休息不足引起脑供血不足或自主神经功能紊乱，最后导致主观感受为头晕。

一些不良的生活方式，如大量的吸烟和饮酒者容易发生头晕，因为烟草中的许多化学物质会引起人体缺氧，不同个体对缺氧的耐受程度不同，一些人在轻微的缺氧状态下，可能就会感到头晕，而且烟草中的尼古丁在进入血液后会引起毒性反应，主要表现就有头晕。酒精及其在人体内代谢后的产物会扩张血管，加快血流速度，增高颅内压力，导致头晕、头痛。

除熬夜、吸烟及酗酒之外，还有焦虑症、抑郁症、更年期综合征、癔症、疑病症、过度换气等也可以引起头晕。

知道了这么多可能引起头晕的疾病后，你还会认为头晕就是高血压引起的了吗？当然张老伯发现头晕后及时就医这是正确的做法。

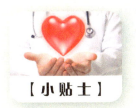

如果您经常感到头晕,尤其是如果您知道自己患有高血压或有高血压的风险因素(如家族病史、肥胖、吸烟、饮酒过量等),强烈建议您咨询医生。医生可以帮助评估头晕的可能原因,并提供适当的治疗建议。同时,定期监测血压也是很重要的,以确保血压控制在健康范围内。

马桥社区卫生服务中心

高血压的用药误区

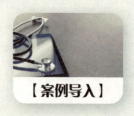

【案例导入】 余老伯患高血压有5年了,长期口服苯磺酸氨氯地平片,每天1片,以前血压还是控制得不错的,可是最近两个月来,他的血压控制得就没有以前那么好了,每次测量血压都在150/90 mmHg以上。医生也根据他的情况为他分析了各种原因,最后医生建议余老伯增加一种高血压药物,可是余老伯说什么也不愿意增加药物,他觉得是药三分毒,现在增加了药物,以后还要不要继续增加药物,如果一直增加下去可怎么办?

像余老伯有这样想法的患者可能不在少数,对于高血压的治疗,很多患者存在一些用药误区,这些误区可能影响治疗效果,甚至有潜在的危害性。了解和避免这些误区对于高血压患者控制血压、预防并发症至关重要。以下是一些常见的高血压用药误区:

一、误区1:血压一旦控制,就可以停药

很多患者在血压达到正常水平后误以为病情已经好转,可以停止使用降压药。然而,高血压大多需要长期甚至终身治疗,血压的控制很大程度上是药物作用的结果。未经医生指导擅自停药,很可能导致血压重新升高,增加心脑血管事件的风险。

二、误区2:是药三分毒,降压药会引起严重副作用,不如不吃

虽然部分降压药物可能会有一些副作用,但对于大多数高血压患者来说,不治疗高血压带来的危害远远大于药物副作用。医生会根据患者的具体

情况,选择最适合的药物来使副作用最小化。有副作用时,应及时与医生沟通调整治疗方案,而不是自行停药。

三、误区3:多种血压药联用副作用更大

实际上恰恰相反,当单一药物治疗难以达到理想的血压控制目标时,多药物联合治疗是常见且有效的治疗策略,可以通过不同机制协同作用,不仅可以更有效地降低血压,同时还可以使用较小剂量的每种药物,从而减少副作用的风险。

四、误区4:只需根据血压值调整药物剂量

高血压患者在使用降压药物时,不应仅仅关注血压值。医生在调整药物剂量和类型时,会考虑患者的整体健康状况、是否有并发症、药物副作用等因素。患者应避免自行根据血压读数调整药物剂量,应及时告知医生,医生会根据患者的综合情况进行调整药物治疗。

五、误区5:治疗高血压只需靠药物

药物治疗虽然是控制高血压的重要手段,但生活方式的改变同样重要。合理饮食、适量运动、戒烟限酒、减轻体重和避免过度压力等,都是高血压综合管理的重要组成部分。药物治疗与生活方式的调整应该相辅相成。

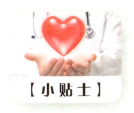

【小贴士】

高血压的治疗是一个综合管理过程,需要医患双方共同努力。避免上述用药误区,遵医嘱使用降压药,同时改善生活方式,才能有效控制血压,减少并发症风险。如有任何疑问或不适,应及时与医生沟通。

马桥社区卫生服务中心

夏天是不是高血压药物可以减半了？

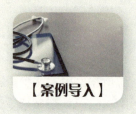

【案例导入】

李阿姨患有高血压5年了，每到夏天的时候她的血压都会偏低一点，她听周围人说：到了夏天，高血压的药物可以减半。

真是这样吗？也许这是很多高血压患者都发现的问题：当天气冷的时候，血压就偏高，不太好控制；当天气热的时候，血压就会更容易控制在理想范围，但也有部分患者的血压还会偏低，甚至低于 100/60 mmHg。

夏天血压下降的原因

（1）**气温影响**：夏季气温较高，人体的血管在这种温度下会相对扩张，导致血液对血管壁的侧壁压力下降，从而使得血压相对偏低。

（2）**运动及排汗增多**：人们在夏季更多地参与一些户外活动，如游泳、散步等，在这期间人体为了维持适当的体温，排汗量会显著增加，汗液中含有水分和盐分，如果排汗过多，体内水分和盐分流失过多，可能导致血容量减少，从而使血压降低，同时这些运动也有益于心脑血管的健康，有助于血压的控制。

（3）**饮食因素**：在夏季，人们更倾向于食用清淡、生冷的食物，这些食物对血压的影响相对较小。相比之下，冬季人们更倾向于食用高热量、高盐的食物，这些食物会升高血压。

（4）**药物因素**：因为高温可能导致药物代谢速度加快，使得患者吃药后血压就快速下降，从而可能会导致血压偏低。

虽然在夏天很多人血压会比平时降低，但是这并不意味着所有患者都可以减少药物剂量。如果患者在夏季能够保持良好的血压控制，且没有出现任何不适症状，那么可以在医生的指导下适当减少药物剂量。但是，减少药物剂量应该是渐进的,而不是突然减半,以避免血压突然升高而引发危险。此外,如果患者在夏季仍然出现血压升高的情况,那么就不能减少药物剂量,反而可能需要增加药物剂量来控制血压。

关于是否在夏天将高血压药物剂量减半的问题,重要的是要知道,任何关于药物剂量调整的决定都应该经过医生的指导和建议。如果您觉得自己的血压在某个季节有所变化,或感觉药物副作用有所增加,最好咨询您的医生。医生会根据您的情况,给出调整剂量或改用其他治疗方案,但这应该基于专业的医疗评估。安全和有效地管理高血压是一个长期的过程,需要医生的专业指导和患者的积极配合。

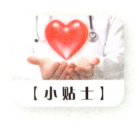

1. 监测:患者如果觉得自己在夏天血压容易变化,应及时向医生报告,并在医生的指导下监测血压,根据监测结果调整治疗方案。

2. 个体差异:每个人对季节变化的反应不同,一些人可能会经历血压的显著波动,而另一些人则变化不大。因此,药物调整需要个体化考虑。

3. 生活方式:夏天因为气温升高导致活动量增加和汗水流失多,必要时需要调整水分摄入和日常活动量,以防血压过低。

马桥社区卫生服务中心

肾脏病变的隐形推手
——高血压的影响

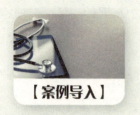
【案例导入】

赵老伯今年68岁了,有高血压病史8年,平时按时服用高血压药物,血压控制得比较理想。最近他发现自己小便的时候泡沫比较多,他在书上以及通过手机上网查询了解到小便泡沫多可能是蛋白尿,有了蛋白尿说明肾脏可能已经发生了病变,所以现在赵老伯很是焦虑。

高血压与蛋白尿之间的关系

（1）高血压导致肾脏受损:长期控制不佳的高血压会导致肾小球动脉逐渐出现增殖、增粗,进而发生动脉粥样硬化改变。随着时间的推移,这会导致肾血流量减少,肾功能逐渐减退。当肾功能减退时,肾脏的滤过作用就会降低,使蛋白质从血液中渗漏到尿液中,尿液中的蛋白质含量增加,即表现为蛋白尿。

（2）蛋白尿提示肾脏功能异常:蛋白尿的出现,除了生理性原因外,往往提示肾脏的滤过功能出现问题。蛋白尿比较明显的症状是尿液中出现泡沫,这些泡沫久久不能消失。在严重的情况下,患者可能会出现全身浮肿、高血压以及困倦、乏力等症状。

（3）相互影响:高血压和蛋白尿之间存在着双向的影响关系。高血压对肾脏的损伤可能导致蛋白尿,而蛋白尿也可以加重高血压并进一步损伤肾脏,形成恶性循环。

（4）其他因素:不健康的生活方式也是高血压肾病发病的重要原因。例如,高盐饮食、缺乏运动、过度饮酒、吸烟等不良习惯都可能加重高血压的程度,进而增加高血压肾病的风险。此外,肥胖也是高血压和高血压肾病的一个重要诱因,因为肥胖会增加心脏的负担,导致血压升高,同时也会影响肾脏的正常功能。遗传因素也在高血压肾病的发病中扮演一定的角色。有些人可能天生就存在血压调节机制的问题,或者肾脏结构上的某些缺陷,使得他们更容易在高血压的影响下发生肾脏损害。其他慢性疾病或疾病状态也可能间接导致高血压肾病的发生。例如,糖尿病、高血脂等代谢性疾病都可能影响血压的控制,进而增加高血压肾病的风险。同时,一些药物或化学物质也可能对肾脏产生损害,特别是在长期使用的情况下。

综上所述,高血压肾病的发病原因是多方面的,既包括高血压本身的影响,也与个人的生活习惯、遗传因素以及其他慢性疾病或药物使用等因素密切相关。因此,对于高血压患者来说,及时有效地控制血压、定期检测蛋白尿等肾脏指标,对于保护肾脏和预防并发症的发生非常重要。需要密切关注并在医生的指导下进行管理治疗。

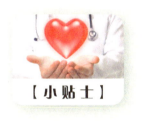
【小贴士】

1. 定期检查:高血压患者应定期进行肾功能检查,如血肌酐、尿素氮和尿蛋白等,以便及时发现肾脏问题。同时,肾脏疾病患者也应密切监测血压变化。

2. 控制血压:高血压是导致肾脏疾病的主要原因之一,因此,控制血压在正常范围内是保护肾脏的关键。请遵循医生的建议,按时服用降压药物,并保持健康的生活方式。

3. 健康饮食:保持低盐、低脂、低糖的饮食习惯,增加蔬菜、水果的摄入,减少高脂肪、高热量食物的摄入。这样的饮食有助于控制血压,并减轻肾脏负担。

4. 适量运动:进行适量的有氧运动,如散步、慢跑、游泳等,以增强心血管功能和代谢水平。运动有助于控制血压,并改善肾脏的血液循环。

5. 戒烟限酒:吸烟和过量饮酒都会使血压升高,并对肾脏造成损害。因此,戒烟限酒是保护肾脏健康的重要措施。

6. 控制体重:肥胖是高血压和肾脏疾病的重要危险因素之一。保持健康的体重,避免肥胖,以减轻肾脏负担。

7. 避免过度劳累:过度劳累会增加血压和肾脏的负担,因此,应注意合理安排工作和休息时间,避免长时间紧张和劳累。

8. 高血压病和肾脏疾病需要长期的管理和关注。通过合理的治疗和生活方式的调整,可以有效控制病情,提高生活质量。

马桥社区卫生服务中心

高血压药物吃了就不能停了吗？

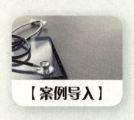

【案例导入】

霍先生是一家IT公司的白领，因工作需要经常熬夜以及各种应酬，刚过40岁的他经常感到困倦、记忆力下降，精神状态十分不佳，最近的体检报告更是让他焦虑不安：体重超标、血脂超标、血糖异常、血压偏高。其实霍先生两年前血压就高了，一方面因为忙于工作以及平时身体没有感觉不适就没有进一步治疗，更重要的一个原因是同样也是高血压的母亲告诉他：吃了高血压药物后就不能停药了，需要终身药物治疗。他觉得自己还这么年轻，这么早就长期吃药，以后肝肾功能都要吃坏了。

高血压药物吃了就不能停，这样的事情可能困扰了很多高血压早期患者，让他们裹足不前，不敢用药物治疗。至于能不能停药，这个问题并不能简单地给出一个"是"或"否"的答案，因为它取决于多个因素。

首先需要明确的是，我们说的高血压绝大部分为"原发性高血压"，是一种以血压升高为主要临床表现而病因尚未明确的独立疾病，占所有高血压患者的90%以上。

原发性高血压的病因是多种多样的，以下是一些常见的病因：

（1）遗传因素：高血压具有明显的家族聚集性。如果父母患有高血压，子女的发病风险会相对较高。这可能与遗传基因有关，多基因遗传可能是其中的一个因素。

（2）不良饮食习惯：饮食习惯对血压水平有着显著的影响。长期摄入过多的盐、高脂肪食物以及缺乏足够的膳食纤维都可能导致血压升高。此外，过度饮酒和长期吸烟也是高血压的危险因素。

（3）精神与环境因素：长期处于紧张状态、焦虑、抑郁或经常暴露在噪声污染严重的环境中，都可能导致血压升高。这些因素通过影响自主神经系统,进而影响血压的调节。

(4) 体重问题:肥胖是高血压的一个重要危险因素。肥胖者体内血容量增多,心排血量高,从而增加了心脏的负担,容易导致血压升高。

所以高血压的病因是多方面的,涉及遗传、环境、生活习惯、精神因素等多个方面。是否停药取决于患者的具体情况,包括血压控制的情况、有无其他并发症以及生活方式改善的情况等。在某些情况下,如果患者能够通过改变生活方式、减轻压力、改善饮食习惯等方式有效控制血压,那么可以在医生的建议下减少药物剂量或者停药。

然而,这并不意味着所有的高血压患者都可以随意停药。对于大多数高血压患者来说,高血压是一种需要长期管理的慢性疾病,需要持续控制血压以减少并发症的风险。因此,即使血压得到了有效控制,患者也需要在医生的指导下逐步减少药物剂量,而不是突然停药。

此外,高血压药物的使用并不会导致肝肾功能受损。相反,这些药物能够帮助患者控制血压,减少高血压对心、脑、肾等器官的损害。当然,任何药物都有可能存在一定的副作用,但医生会根据患者的具体情况进行权衡,选择最适合患者的药物和治疗方案。

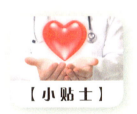

【小贴士】

高血压药物没有依赖性,绝大部分患者之所以需要长期服用药物,是因为高血压病程的性质,而非药物本身导致患者形成依赖。患者应该保持与医生沟通,定期监测血压,并遵循医生的指导根据需要调整治疗方案。同时患者应该积极配合医生的治疗建议,通过改善生活方式和药物治疗来有效控制血压,保护自己的健康。

马桥社区卫生服务中心

得了高血压病,中医医生教你如何吃

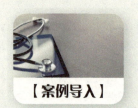

【案例导入】朱阿姨今年69岁,确诊高血压5年,为了更好地控制血压达标,在口服降压药的同时,严格地控制饮食,做菜几乎不放油盐,平时炒菜也基本上都是蔬菜,鱼虾、禽类和畜类等荤食是从来不会出现在餐桌上的。尽管如此严格,朱阿姨的血压依然在 140/90 mmHg 临界值上下波动,并没有控制到理想的血压水平。

高血压的发病大多与不合理的饮食习惯相关,包括高钠、低钾膳食及过量饮酒等。与饮食密切相关的超重和肥胖也是高血压发病的重要危险因素,因此,饮食干预是普遍认同的高血压的防治措施,对降低血压起到极为重要的作用。朱阿姨低盐低油饮食的做法是正确的,符合减钠饮食清淡原则,但是需要增加富含钾的食物,例如新鲜的蔬菜、豆类以及水果等。此外,应当合理安排每天的三餐,注意五大类食物的合理搭配,其中包括主食、蔬菜水果、肉蛋奶、大豆和坚果、优质油脂和盐等,不应一味地抗拒荤食。在选择主食方面需注意粗细搭配;多吃含丰富膳食纤维的蔬菜和水果,深色蔬菜所占比例要达到一半以上;适量补充蛋白质,可以选择奶制品、鱼类、豆制品等作为蛋白质来源;少吃糖和甜食。每天选择不同食物品种,增加食物的丰富性。

除以上合理膳食外,中医食养"辨证施膳",在中医辨证施治理论基础上进行非药物调养,根据高血压患者的不同体质、病因、证候选择不同特性的食药物质食用,可以有效改善患者的血压水平。

一、芹菜粳米瘦肉粥(肝火上炎证)

主要材料:芹菜 50 g,粳米 50 g,枸杞子 10 g,猪瘦肉 20 g。

制作方法:芹菜洗净切碎,与粳米、枸杞子、猪瘦肉末加适量水同煮为粥,佐餐食用。

二、橘皮饭（痰湿内阻证）

主要材料：橘皮 10 g，粳米 100 g。
制作方法：橘皮洗干净表面的灰尘，剪成小条，同粳米煮饭，佐餐食用。

三、山楂粥（瘀血内阻证）

主要材料：山楂 20 g，粳米 100 g。
制作方法：山楂冲洗干净，煮水取汁与粳米一起熬制成粥，可加少量红糖调味，佐餐食用。

四、百合银耳雪梨羹（阴虚阳亢证）

主要材料：百合 10 g，银耳 10 g，雪梨 25 g，枸杞子 5 g。
制作方法：以上材料加水、冰糖适量，小火熬制为羹，佐餐食用。

五、乌鸡菌汤（肾精不足证）

主要材料：乌鸡 1 只，木耳、香菇各 30 g，枸杞子 15 g。
制作方法：以上材料加适量水同煮，小火煮 1 小时，熬至浓汤，加盐调味，佐餐分次食用。

六、莲子百合枣羹（气血两虚证）

主要材料：莲子 15 g，百合 12 g，大枣 5 枚，糯米 50 g。
制作方法：以上材料加水同煮，成粥后加入少量冰糖，佐餐食用。

七、阿胶鸡蛋汤（冲任失调证）

主要材料：鸡蛋 1 个，阿胶 6 g。
制作方法：用清水加热化开阿胶，然后打入鸡蛋，搅拌均匀，加热煮成蛋花汤，出锅前加盐调味，佐餐食用。

家门口医院呵护"一老一小"

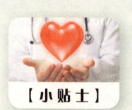

【小贴士】 饮食贵在"不伤其脏腑",采取有效合理的中医食养对高血压有辅助预防和改善的作用。高血压患者的具体辨证需在专业医师指导下进行。

马桥社区卫生服务中心

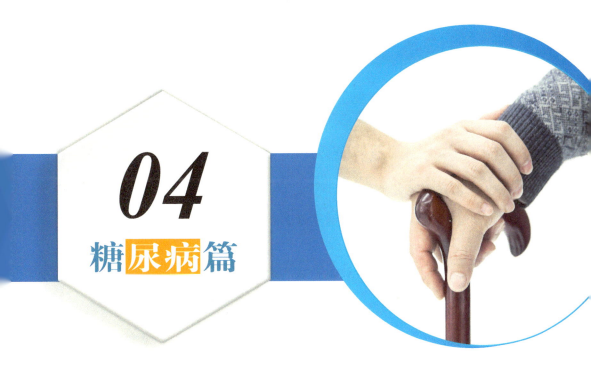

04 糖尿病篇

治疗糖尿病是吃药好还是打胰岛素好？

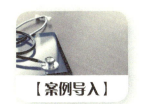

【案例导入】

吴阿姨患糖尿病已经30余年了，一直口服二甲双胍、阿卡波糖等药物控制，血糖控制较平稳。不久前因为一次不慎跌倒，吴阿姨右踝骨骨折，接受了外科手术治疗。住院期间因为血糖波动较大，停用口服药物，予以胰岛素注射控制血糖。吴阿姨的女儿发现吴阿姨自从注射胰岛素后总是闷闷不乐，心事重重，追问下才得知吴阿姨和小姐妹闲聊时谈及近期打胰岛素控制血糖，小姐妹极力劝阻，并说能吃药就不要打胰岛素，打胰岛素会成瘾，像毒品一样产生依赖。那么事实真是如此吗？

毋庸置疑，这个说法肯定是错误的。那究竟是吃药好还是打胰岛素好呢？其实它们并没有好坏之分，分别有各自的优点和与之相对应适合的人群。

2型糖尿病早期在没有严重肝肾损害、胰岛功能尚可的情况下一般还是首选口服药,因为吃药方便、经济、疗效好,也能够改善胰岛素抵抗。

一、常用药物的适应证及不良反应

1. 双胍类药物

常用药物为二甲双胍,适用于超重和肥胖的2型糖尿病患者,降糖效果好,尤其对于空腹降糖,安全性高,单独使用不增加低血糖风险。不良反应主要为胃肠道反应,从小剂量开始并逐渐加量是减少其不良反应的有效方法,多数患者胃肠道不良反应在半个月后可逐渐耐受。建议餐中或餐后服用。

2. 磺脲类药物

常见药物有格列苯脲、格列齐特等,主要用于非肥胖型2型糖尿病患者,微血管风险少。常见不良反应为低血糖,特别是在老年患者和肝、肾功能不全者,还可导致体重增加。建议餐前或餐时服用。

3. 格列奈类药物

主要有瑞格列奈。此类药物主要通过刺激胰岛素的早时相分泌而降低餐后血糖,也有一定的降空腹血糖作用,适用于餐后血糖较高和老年糖尿病患者。主要不良反应为低血糖和体重增加。建议餐前即刻服用。

4. 噻唑烷二酮类

主要有罗格列酮和吡格列酮,对腹型肥胖患者、非酒精性脂肪肝、胰岛素抵抗明显者效果好。主要不良反应为体重增加和水肿,有严重心衰、严重骨质疏松和骨折病史的患者禁用。服用时间与进餐无关。

5. α-糖苷酶抑制剂

主要有阿卡波糖,适用于以碳水化合物为主要食物成分引起餐后血糖升高的患者。降糖效果中等,安全性高,单用不易发生低血糖,有一定降低体重的作用。不良反应为胃肠道反应。餐前即刻整片吞服或与第一口食物一起嚼服。

6. DPP-4抑制剂

主要有西格列汀、沙格列汀和利格列汀,降糖效果中等,单独使用不增加发生低血糖的风险,对体重的作用为中性,不良反应有急性胰腺炎、上呼吸道感染、胃肠道反应等,发生率较低,沙格列汀可能增加心衰患者住院风险,肝

7. SGLT-2抑制剂

主要有达格列净、恩格列净、卡格列净和艾托格列净,低血糖发生风险低,兼具降体重、降血压、降尿酸的作用,同时有肾脏、心血管保护作用。常见不良反应为泌尿系统和生殖系统感染,注意平日须多饮水、多排尿以预防。建议该药早晨服用。

二、哪些情况下更适合使用胰岛素?

(1) 1型糖尿病病人常常在幼年和青少年阶段发病,因为胰岛细胞被破坏,导致胰岛素绝对缺乏或显著减少,所以终身只能通过胰岛素注射或使用胰岛素泵控制血糖。

(2) 刚发现糖尿病时血糖非常高,新确诊的2型糖尿病患者,如空腹血糖≥11.1 mmol/L或者糖化血红蛋白≥9.0%同时伴明显高血糖症状,血糖很高会产生葡萄糖毒性,抑制胰岛素的正常分泌,抑制胰岛素的敏感性。此时可短期使用胰岛素,称为胰岛素强化治疗。

(3) 糖尿病患者出现例如脑血管意外、心肌梗死、外伤、急性感染、糖尿病酮症酸中毒、高渗昏迷、乳酸性酸中毒、重症感染、手术、妊娠糖尿病、糖尿病肾病、肝脏损伤等紧急情况时,要用胰岛素。

(4) 对继发性糖尿病的患者,比如胰腺炎导致的胰岛素分泌绝对缺乏时,也是必须打胰岛素来进行治疗的。

(5) 老年糖尿病患者因为胰岛素的治疗会使低血糖的发生概率大大增加,所以老年糖尿病患者如果能使用降糖药进行治疗的话,最好不要选择胰岛素进行治疗,否则容易出现低血糖的情况,使患者的生命健康面临着很大的风险。

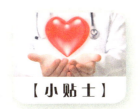
【小贴士】

胰岛素该如何正确使用

1. 胰岛素通常采用皮下注射法,选取皮下脂肪丰富的部位可以减少注射至肌肉层的风险,这些部位包括腹部、大腿外侧、上臂外侧和臀部外上侧。在腹部注射时,应避免在以脐部为圆心、半径1 cm的圆形区域内注射。

2. 定期更换注射部位，反复在同一部位注射会导致局部硬结和皮下脂肪增生，影响胰岛素的吸收，使血糖控制不平稳。

3. 注射针头需要定期更换，尽量做到"一针一换"，以减轻针头变钝而造成的注射疼痛感，并减少感染及断针的概率。

4. 预混胰岛素用前要摇匀，使两种成分的胰岛素混合均匀。首先在掌间滚搓10次，然后手臂上下摇动10次，每次使用前重复这两个步骤至少一次，呈白色均匀的混悬液后才能注射。

目前闵行区各家社区卫生服务中心设有内分泌专科门诊，并联合上级医院各专科专家，实现在家门口就可以实时监测并调整降糖方案。

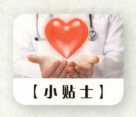

【小贴士】

糖尿病治疗的"五驾马车"

1. 饮食治疗：控制个人饮食，避免吃高糖、高热量食物，主食勿过于精细，做到少食多餐，摄入足量蔬菜及适量新鲜水果。

2. 运动治疗：每天需要多进行有效运动锻炼，半小时以上的有氧运动比如跑步、跳绳等，能够有效控制体重增加，有助于控制血糖。

3. 药物治疗：在医生指导下正确及规范地使用降糖药物。

4. 血糖监测：做好血糖监测，可以通过自我监测了解血糖情况，然后配合医生采取相应治疗方案。

5. 糖尿病知识教育：定期接受健康知识教育，能够有效控制病情发展。

虹桥社区卫生服务中心

为啥要做OGTT？

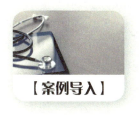

【案例导入】

在日常全科门诊工作中，经常听到病人与医生的对话。病人："医生，我最近几天空腹血糖总是偏高一点，算不算糖尿病，需不需吃药呀？""建议你先做一个OGTT，根据实验结果再来判断。"医师回答道。"听说做这个OGTT要喝一大杯糖水，我的血糖已经偏高了，还要喝糖水，会对我的身体造成伤害吗，有这个必要吗？""当然有必要了！"医师又回答道。

很多朋友对口服葡萄糖耐量试验（OGTT）比较陌生，不太清楚它到底是个啥，有啥用。口服葡萄糖耐量试验通俗地说就是检测人体对葡萄糖的耐受能力。OGTT在糖尿病的诊断和管理中可是发挥着重要作用的，就像是身体健康的一个"检查员"，能更好地帮助我们了解自己的身体状况。那究竟为什么要做OGTT呢？

一、什么是口服葡萄糖耐量试验（OGTT）？

葡萄糖耐量是指人体对摄入的葡萄糖的调控能力。在正常情况下，人体的糖调节机制能够有效地控制血糖水平。即使一次性摄入大量的葡萄糖，正常人的血糖浓度也只会暂时性地升高，通常在2~3小时内就会恢复到正常水平。这表明正常人对葡萄糖具有很强的耐受能力，其血糖调节机制运作良好，即葡萄糖耐量正常。

然而，当体内存在胰岛素抵抗（IR）或胰岛素分泌异常等问题时，机体对糖的吸收和利用能力下降。在这种情况下，即使摄入一定量的葡萄糖，血糖浓度也会显著升高，并且在短时间内无法恢复至正常水平。这种现象被称为糖耐量异常，意味着机体的耐糖能力受到了影响。

OGTT通过在口服一定量葡萄糖后2小时内进行系列血糖测定，评价个体的血糖调节能力。通过观察血糖浓度在摄入葡萄糖后的变化情况，医生可以判断是否存在糖代谢异常，特别是能够早期发现那些空腹血糖轻度增高但未达到糖尿病诊断标准的糖耐量异常患者。因此，OGTT试验是诊断糖尿病的重要指标之一，有助于及时发现和管理糖代谢异常。

二、哪些人群需要做OGTT？

（1）年龄大于等于18岁，且空腹血糖在6.1 mmol/L及以上且低于7.0 mmol/L的人群。此类人群属于空腹血糖受损人群，糖尿病的发病风险较高，因此需要进行更加严密的血糖监测。

（2）存在糖尿病家族史的人群。有糖尿病家族史的个体本身患糖尿病的风险也相对较高，因此需要进行定期的血糖检测，其中包括OGTT。

（3）肥胖、血脂紊乱、高血压以及高尿酸血症的人群。这些因素与糖尿病和糖代谢异常密切相关，因此需要进行更全面的糖代谢评估，OGTT可以帮助评估血糖调节能力。

（4）曾经有反复早产、死胎、巨婴、难产、流产等情况的经产妇。这些妇女可能存在妊娠糖尿病或者糖代谢异常，需进行更详细的糖尿病筛查，其中包括OGTT。

（5）反复发生皮肤疖肿、皮肤感染，以及尿路感染的人群。这些症状可能与糖尿病或者糖代谢异常有关，因此需要进行相关的糖尿病筛查，包括OGTT。

对于以上人群，通过进行OGTT可以更全面地评估其糖代谢情况，及早发现并管理糖尿病或者糖代谢异常。

三、OGTT的试验步骤

（1）空腹采血：受试者需要在空腹状态下至少8~10小时，然后采集一份空腹静脉血样本。

（2）口服葡萄糖：受试者会在医生或实验室技术人员的监督下，饮用含有75 g无水葡萄糖溶解于300 mL温开水中的葡萄糖水。受试者需在5分钟内饮完。对于儿童，根据体重计算所需葡萄糖量，但总量不应超过75 g。

（3）血糖测定：从饮用第一口葡萄糖水开始计时，分别在饮用后30分钟、1小时和2小时采集静脉血样本，以测量血糖浓度。

四、如何解读 OGTT 结果？

（1）正常血糖范围：空腹血糖在 3.9～6.1 mmol/L。餐后 0.5～1 小时血糖达高峰，但不超过 11.1 mmol/L。餐后 2 小时血糖在 3.9～7.8 mmol/L，餐后 3 小时血糖恢复至空腹水平。

（2）糖尿病诊断标准：糖尿病的诊断标准包括症状（如多尿、多饮、多食和不明原因的体重下降）加上随机血糖≥11.1 mmol/L 或空腹血糖≥7.0 mmol/L 或 OGTT 餐后 2 小时血糖≥11.1 mmol/L。

（3）糖尿病前期：空腹血糖在 6.1～7.0 mmol/L 之间，而餐后 2 小时血糖≤7.8 mmol/L 时，说明人体对进食后的血糖调节能力尚好，但空腹血糖调节能力轻度下降，称为空腹血糖受损；空腹血糖＜7.0 mmol/L，餐后 2 小时血糖≥7.8 但＜11.1mmol/L，称为糖耐量减低。这两种情况属于糖尿病前期，需要进行生活方式干预以避免疾病进展。

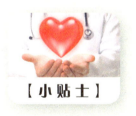
【小贴士】

在进行 OGTT 前、中、后，有一些重要的注意事项需要考虑：

1. 停用影响血糖的药物：在进行 OGTT 前，应停止使用影响血糖的药物，如利尿剂、避孕药或苯妥英钠等。在进行 OGTT 前 3～7 天，应咨询医生意见，看是否需要停药以避免影响试验结果。

2. 碳水化合物摄入量：试验前的饮食对试验结果有重要影响。过少的碳水化合物摄入会导致糖耐量减退，而过甜的食物、咖啡和碳酸饮料等可能会造成假阳性结果。在检查前的 3 天，每天的碳水化合物摄入量应不少于 150 g。这样可以确保身体有足够的碳水化合物来进行血糖代谢的评估。

3. 晚餐时间：在检查前一天晚上 8 点钟以后，尽量不要进食含有能量的食品、饮料，但可以少量饮水，使试验前的身体状态尽可能接近空腹状态。

4. 已确诊糖尿病：对于已经确诊患有糖尿病，尤其是血糖明显升高的患者，不宜进行 OGTT。

5. 应激状态或重大疾病：处于应激状态或患有重大疾病期间，也不适合进行OGTT。比如剧烈运动会导致交感神经兴奋释放儿茶酚胺等升糖激素，使血糖升高，从而影响试验结果；情绪激动会导致交感神经兴奋，也可能引起血糖升高。因此，试验前和试验中应尽量保持情绪稳定，避免过度激动，同时避免剧烈运动，保持正常活动即可。

6. 试验过程中，受试者不能进食其他食物，也不能饮茶、咖啡（少量饮水是可以的）或吸烟。受试者在试验期间不需要绝对卧床，但也不应进行剧烈运动。

完成以上步骤后，通过分析血糖浓度的曲线变化，可评估个体的血糖调节能力，并诊断糖尿病或糖代谢异常。尽管现代方法已经简化了OGTT的步骤，但在特定情况下，传统方法仍然有其价值。最终，进行OGTT时，应在医生的指导下进行，以确保操作正确和结果解读可靠。

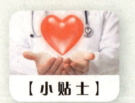
【小贴士】

对于早期糖尿病及糖尿病前期患者，治疗时主要是改善胰岛素抵抗，减轻胰腺负担，以延缓疾病的进展。

1. 饮食控制和减肥

制定健康的饮食计划，重点是低热量、高膳食纤维的饮食。控制碳水化合物的摄入，特别是简单碳水化合物和高糖食物。增加蔬菜、低糖水果、全谷类和瘦蛋白质的摄入。减少饱和脂肪和反式脂肪的摄入。通过减少每天的热量摄入和适量的运动来实现减肥目标。

2. 运动

每周至少进行150分钟的中等强度有氧运动，如快步走、游泳、骑自行车等。也可以进行肌肉锻炼，如举重或其他抗阻训练，每周至少两次。

虹桥社区卫生服务中心

糖尿病病人能吃点啥？

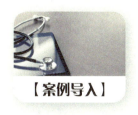
【案例导入】

王阿姨年前因心率慢在医院装心脏起搏器时查出血糖高，王阿姨听从医生的建议，服用糖尿病药物，平时多散步，适当运动，饮食上也比较注意。可是王阿姨每次在家自测血糖时，血糖范围一会儿正常，一会儿又偏高，每次血糖偏高的时候，王阿姨就不敢多吃东西，晚上有时只吃半碗饭和一点蔬菜，可是经常这样吃，王阿姨就觉得自己总是很饿，有时饿得睡不着，但是又不敢吃东西。王阿姨很纳闷，自己已经很注意、很当心了，为啥血糖还是控制不好，糖尿病人总不能啥都不吃吧，如果吃得不好，营养不能得到保证，那身体的抵抗力不是要减弱了吗？

那么，糖尿病病人平时应该怎样吃才能吃得健康，既能确保身体得到足够的营养，又能将血糖控制在正常范围呢？

一、糖尿病病人的饮食建议

糖尿病病人在日常生活中应该多摄入高膳食纤维、高蛋白、低升糖指数、低糖分的食物，主要包括五谷杂粮，富含膳食纤维的蔬菜，富含高蛋白的豆类、牛肉，低糖水果以及富含硒的食物等。做到饮食合理，科学养生，这样才更有利于糖尿病的防治和血糖的稳定。

二、食物

（1）五谷杂粮。糖尿病患者不宜将米饭作为主食，要多吃五谷杂粮，如莜麦、荞麦、燕麦、玉米等富含B族维生素、多种微量元素及膳食纤维的主食，长期食用可控制血糖、血脂。

（2）富含膳食纤维的蔬菜。如洋葱、南瓜、黄瓜、西红柿、苦瓜、冬瓜等，这些蔬菜不仅富含膳食纤维,还含有维生素 C,不仅能补充身体所需的物质,还能增强人的抵抗力。胡萝卜中含有的膳食纤维、胡萝卜素、无机盐、维生素等,被糖尿病病人摄入体内之后,血糖不易波动,而且还能提高免疫力。

(3)富含高蛋白的豆类。如黑豆、黄豆等以及豆腐、豆干等豆制品。豆类及豆制品都包含丰富的蛋白质、无机盐和维生素等,而且豆类的豆油含不饱和脂肪酸,能达到降低血清胆固醇及甘油三酯的作用,是糖尿病病人很好的选择。

(4)牛肉。牛肉当中的优质蛋白含量丰富,还有人体所需的多种元素,特别是铬元素,可以提高胰岛素的敏感性,能提升患者糖耐量,对于防治糖尿病有一定的效果。

(5)低糖水果。糖尿病病人可以吃低糖和高营养价值的水果,比如山楂、樱桃、蓝莓、草莓、覆盆子和石榴等,患者可以适量食用。

(6)富含硒的食物。硒有与胰岛素相同的调节糖代谢的生理活性,硒含量较高的食物如鱼、香菇、芝麻、大蒜、芥菜等,它们能降低血糖、改善糖尿病症状。

三、饮食禁忌

(1)糖类食物。常见的有白糖、红糖、冰糖、葡萄糖、麦芽糖、蜂蜜、巧克力、奶糖、水果糖、蜜饯、水果罐头、汽水、果汁、甜饮料、果酱、冰激凌、甜饼干、蛋糕、甜面包及糖制糕点等。因为大部分糖类食物中含有较多的葡萄糖、蔗糖等,消化吸收快,食用后易使血糖升高。

(2)高热量、高脂食物。米饭不能多吃,油炸食品不建议食用,这些食物产生的热量较高;牛油、羊油、猪油等,这些都富含饱和脂肪酸,易使血脂升高。可用植物油代替部分动物油,但也应注意尽量少吃或减少油类摄入。

(3)干果类食物。比如瓜子、花生、核桃、腰果等干果类的食物,这些食物油脂含量过高,尽管含有很多不饱和脂肪酸,但是油脂的成分过高,提供给机体的能量就多,容易破坏糖尿病病人的饮食结构。

(4)酒类。糖尿病患者最好不要喝酒,因为乙醇进入机体以后,容易导致肝糖原分解发生障碍。另外,在喝酒、吃菜的过程中容易摄入量过多,导致血糖升高。所以一般不建议患者喝酒。

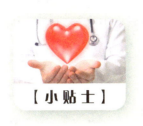
【小贴士】

糖尿病病人的饮食

糖尿病三餐详细食谱如下：

早餐：可食用全麦面包 50 g，再配无糖牛奶 100 g，餐后可以食用一个小苹果补充维生素，或者早餐食用一个馒头加上一杯 300 mL 豆浆配一份凉拌黄瓜。

午餐：可食用 150 g 糙米饭或杂粮饭、精瘦肉 75 g、洋葱 100 g、豆腐 120 g，午餐可食用不含脂肪的瘦肉适当补充蛋白质，增强抵抗力。

晚餐：可食用 300 mL 玉米粥、一个杂粮馒头、一份清炒菠菜。

糖尿病病人每天所摄入的糖分是有严格规定的，因此应尽量避免含糖量过高的食物，如荔枝、龙眼、橘子等水果是禁止食用的，但是为了补充身体的维生素，维持身体健康，可以食用一些含糖量低的水果，如火龙果等。糖尿病的一日三餐主要遵循少吃多餐的原则，餐后半小时应注意适当运动，消耗体内多余的糖分和脂肪。

目前闵行区各家社区卫生服务中心都设有内分泌专家门诊，并联合上级医院开展专家下沉服务，病人在家门口就能得到内分泌专家的诊治和运动饮食上的耐心细致的指导，帮助病人管理和控制血糖。

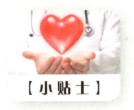
【小贴士】

糖尿病人的自我管理

1. 饮食管理。糖尿病病人应制定个性化的营养治疗方案，注意饮食搭配，控制总热量，均衡分配各种营养物质，如碳水化合物、蛋白质、脂肪等。

2. 运动管理。根据自身情况，在医生指导下进行适当的运动，如慢跑、打太极拳等，以增强机体对胰岛素的敏感性，帮助控制血糖和体重。

3. 血糖监测。定期监测血糖，包括空腹、餐后 2 小时等阶段的血糖，以及糖化血红蛋白、尿常规、血脂等检查，以评估治疗效果和及时调整治疗方案。

4. 药物治疗。按时按量使用医生开的药物，如口服降糖药、注射胰岛素等，以达到稳定血糖的目的。

此外，糖尿病的自我管理还包括心态管理、目标管理、时间管理、学习管理和行动管理等方面。这些方面的综合管理对于控制糖尿病至关重要，需要在医生的指导下进行，并定期复查，以及时调整治疗方案。

虹桥社区卫生服务中心

做"足"功课,谨防"甜蜜危机"

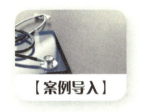
【案例导入】

王老伯今年81岁,耄耋之年的他本应安享幸福的晚年。没想到最近,他却因为脚上的一个小口子,差点导致截肢。

原来,王老伯患糖尿病已经三十多年了,平时由于对糖尿病的认识不足,总不把控制血糖当回事,由着自己的性子经常胡吃海喝,血糖也像过山车一样起起伏伏。前段时间,他自己修剪脚指甲的时候,不小心剪破了个小口子,当时就自己胡乱涂了点药膏,然后用创可贴贴着。没想到过了几天,伤口越发严重,还发出阵阵恶臭。在家人的陪同下,王老伯来到了医院,经过外科医生的初步诊治,才知道自己患了糖尿病足坏疽,而且已经出现了严重的感染,如果再不及时进行治疗,很可能需要通过截肢才能控制感染的扩散,从而保住性命。

"小伤"真的没事吗?毋庸置疑,答案是否定的。如果患有糖尿病,脚上的小伤口可能会引起感染、溃疡,严重者可能导致截肢。有学者曾形容:"每30秒,世界上就有一人因糖尿病而截肢!"糖尿病导致截肢的风险虽高,但通过正确的生活习惯干预和治疗可使半数以上的患者避免截肢。接下来就为大家介绍一下什么是糖尿病足,以及有哪些治疗和护理措施。

一、了解糖尿病足

糖尿病足是由于糖尿病引起的足部神经病变(神经病理性改变)和血管病变(血管病理性改变)所导致的并发症。在糖尿病患者中,长期高血糖水平会对神经和血管造成损害,导致足部感觉减退、血液循环不良和足部皮肤损伤的发生。

二、糖尿病足相关症状

（1）周围神经病变：足部如果出现麻木、虫爬、发热、蚁行感，往往从远端脚趾上行可达膝上，患者有穿袜子与戴手套样感觉。由于感觉麻木，患者对温度、疼痛不敏感，有时会出现足部皮肤烫伤、割伤、破损后不自知的情况，继续发展下去就会出现糖尿病足等严重问题。

（2）周围血管病变：小腿和足部出现发凉、酸痛、抽筋、行走不能持久，走走停停，休息2~3分钟后可继续行走，甚至出现以夜间疼痛为主的静息痛，以上症状预示缺血情况已经比较严重，一定要尽早去医院就诊。若延误就诊可能最终导致下肢和足部组织缺血性坏死，严重时会导致患者截肢。

（3）足部改变：患者皮肤变得苍白、脱屑、发绀、潮红，趾甲增厚，汗毛变得稀少、脱落等，或者出现溃疡前期病变，如水疱、甲沟炎、血肿、嵌甲、胼胝、足癣等，或者足部外形改变，比如出现爪形趾、扁平足或高弓足，都可能导致糖尿病足溃疡。

三、糖尿病足相关检查

在我国，由于糖尿病患者对疾病的认识、护理、监控、诊治等重要性认识不足，很多患者意识到问题的严重性时已为时已晚。因此，"糖友们"应每年进行一次全面的足部检查，以下相关检查适用于所有糖尿病病人，在社区医院糖尿病护理门诊都可进行。

（1）临床检查：医生会对患者的足部进行详细检查，包括观察足部皮肤、肌肉、骨骼等方面的情况，以判断是否存在糖尿病足的症状。

（2）神经检查：医生会检查患者的足部神经情况，包括感觉神经和运动神经的功能是否正常。

（3）血管检查：医生会检查患者的下肢血管情况，包括血管狭窄、硬化、斑块等方面的情况，以判断是否存在血管病变。

（4）血糖检查：医生会检测患者的血糖情况，包括空腹血糖和餐后血糖等指标，以判断患者的血糖控制情况。

（5）组织活检和细菌培养：对于疑似存在深层组织损伤或感染的患者，医生可能会进行组织活检和细菌培养等检查，以确定病情和治疗方案。

四、糖尿病足的护理

据调查显示,社区患者对糖尿病足的知晓率和对足部的日常护理了解程度极低,仅不到5%的患者曾接受过糖尿病足的相关教育。但对于糖尿病患者来说,了解和掌握疾病知识至关重要。下面就为大家介绍一些糖尿病患者足部护理的方法,让"糖友们"远离这一"甜蜜"危机。

(1)消毒干净讲卫生。糖尿病病人应注意足部的卫生,尤其每天按时洗脚,可定期使用酒精等进行足部的消毒,特别是趾丫部有真菌感染时,可使用杀灭真菌的药物进行对症治疗。

(2)定期修剪趾甲。当趾甲过长时,其断裂的风险也更大,这就会直接伤及周围的皮肤组织。使用直剪的方式,且不要直接剪到皮肤处。

(3)选择透气性良好的鞋子以及袜子。可以选择为糖尿病病人设计的方头鞋,尽量避免皮肤暴露在外。

(4)注意皮肤润滑。糖尿病足患者通常存在出汗减少的问题,这就导致其脚部的皮肤非常干燥,因而更容易引发皲裂或是溃疡的问题。因此,患者需要使用润滑剂、润滑油等。如患者为汗脚体质时,则需要以预防真菌感染为主,可以使用医用酒精擦拭脚趾缝隙,有效防治真菌繁殖。

(5)严格控制血糖。根据糖尿病足患者的体重数据、日常活动量以及实际年龄确定具体的饮食量,采用少吃多餐的方式实现规律进食。多食用高蛋白、高维生素的食物,使血糖能够逐步处于正常范围内。

(6)适度开展体育锻炼。以室内活动为主,每天开展1小时的腿部运动以及足部运动,如甩腿、提脚跟、下蹲等,不得直接开展户外活动。

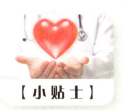
【小贴士】

糖尿病足是一种严重的并发症,但通过采取适当的预防措施,可以降低其发生的风险。漫漫人生路,要想走得平稳长远,必须保持足部健康。关注血糖控制情况,维持足部卫生和舒适,以及定期足部检查,将有助于预防糖尿病足的发生。

虹桥社区卫生服务中心

从社区案例看中医视角下的自我管理与保健

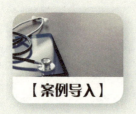
【案例导入】

作为社区医院医生,我深知糖尿病病人的日常生活挑战与心理压力。近期,王阿姨的病情让我深感糖尿病科普的重要性。她今年62岁,身高1.6 m,体重却有75 kg,腰围达到了95 cm。经过检查,我们发现她的空腹血糖值为9.2 mmol/L,餐后2小时血糖更是高达16.7 mmol/L,最终被确诊为2型糖尿病。像王阿姨这样的患者,在发病初期可能并没有明显的症状,但随着病情的加重,可能会逐渐出现口渴、多尿、多食、体重下降等典型表现。除了药物治疗,她还向我咨询了许多关于中医对糖尿病的看法和日常自我保健的方法。

下面将结合这一具体案例,深入剖析糖尿病的病症与误区,并融入中医的观点,为广大患者提供实用的自我保健小贴士。

一、糖尿病的隐性侵袭与中医认识

糖尿病是一种慢性代谢性疾病,起病隐匿,但长期的高血糖状态会对身体多个系统造成损害。在中医理论中,糖尿病被归类为"消渴症",其发病与脏腑功能失调、阴虚燥热密切相关。中医认为,消渴病多因阴虚燥热、气阴两虚所致,因此在治疗上强调整体调理,注重阴阳平衡。

中医对糖尿病的认识可以追溯至数千年前,其发病病理认知逐渐深化,形成了独特的理论体系。中医认为,糖尿病的发病病理主要与以下几个方面有关:

脏腑功能失调:糖尿病的发病与肺、脾、肾三脏的功能失调最为密切。肺主宣发肃降,若肺功能失常,则会影响津液的输布,导致口渴多饮;脾主运化,若脾功能失常,则会导致水谷精微无法正常吸收和转输,进而引起消渴;肾主水液,若肾功能失常,则会影响尿液的生成和排泄,导致多尿。

阴虚燥热:阴虚燥热是糖尿病发病的主要病理机制。情志失调、长期劳累、饮食不节等因素都可能导致阴虚燥热,进一步引发消渴。阴虚燥热会使人体内津液亏损,进而导致口渴、多饮、多尿等症状。

血瘀与痰湿:血瘀和痰湿也是糖尿病发病的重要病理因素。血瘀会导致血液运行不畅,进而影响津液的输布和利用;痰湿则会阻滞气机,影响水液代谢。这些因素共同作用,加剧了糖尿病的病情。

二、病症分析与误区解读:科学治疗与中医智慧

许多糖尿病病人存在认识误区,认为只要不吃甜食就能控制血糖。实则不然,糖尿病的治疗需要综合考虑饮食、运动、药物治疗等多个方面。中医更强调食疗的重要性,提倡患者根据自身体质选择食物,如阴虚燥热者宜食滋阴润燥之品,气阴两虚者则宜益气养阴。

此外,一些患者担心胰岛素治疗会产生依赖。其实,胰岛素治疗是糖尿病治疗的重要手段之一,只要掌握好剂量和时机,可以有效控制血糖并减少并发症的发生。中医在治疗糖尿病时也注重调理脏腑功能,通过改善机体内部环境来达到治疗目的。

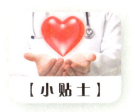
【小贴士】

社区医院服务与中医保健方法

作为社区医院,我们为糖尿病患者提供了一系列的服务,包括定期血糖监测、健康讲座、心理咨询等。同时,我们也推广中医保健方法,如针灸、推拿、中药熏蒸等,以辅助治疗糖尿病。

在中医保健方面,患者可以根据自己的体质和病情选择适合的保健方法。例如,阴虚燥热型糖尿病患者可采用相应的中药泡脚、按摩足底等方法来滋阴润燥、调和气血;气阴两虚型患者则可通过打太极拳、练八段锦等运动来益气养阴、增强体质。

家门口医院呵护"一老一小"

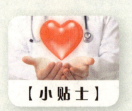

生活中的中医智慧与实践

除了接受社区医院的治疗和服务外,糖尿病病人在家中也可以运用中医智慧进行自我保健。

饮食方面,中医强调"药食同源",建议病人根据自身体质和病情选择合适的食材。如阴虚燥热者可多食用百合、枸杞等滋阴润燥的食物;气阴两虚者则可多食用山药、黄芪等益气养阴的食物。同时,患者应遵循"定时定量、少食多餐"的饮食原则,避免暴饮暴食。

运动方面,中医提倡适度运动以调和气血、增强体质。患者可根据自身情况选择散步、打太极拳、练八段锦等运动方式,并坚持长期锻炼。运动不仅有助于控制体重、改善血糖水平,还有助于缓解心理压力、提高生活质量。

此外,中医还强调情志调护在糖尿病治疗中的重要性。患者应保持心情愉悦,避免过度焦虑和压力。可以通过冥想、听音乐、与朋友交流等方式来舒缓情绪、调整心态。

总之,糖尿病的治疗需要综合考虑多个方面,包括西医治疗、中医保健和自我管理等。通过结合中医的智慧和实践方法,患者可以更好地控制病情、提高生活质量。作为社区医院医生,我们将继续致力于为广大糖尿病患者提供优质的医疗服务和健康指导。

虹桥社区卫生服务中心

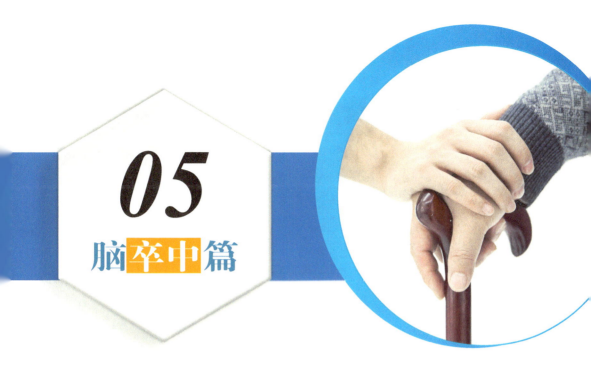

05 脑卒中篇

脑卒中患者家属必看
——如何筑起居家护理安全防线？

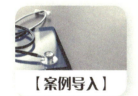

【案例导入】

张先生是一位刚退休的教师，去年冬天的一个清晨，他突然感到头晕目眩，一侧肢体无力，家人急忙将他送往医院。经过检查，医生诊断为脑卒中。经过治疗，病情虽有所缓解，但后遗症却给他的生活带来了巨大挑战。

他左侧肢体无力，行动困难，需要拄拐杖或在家人的帮助下才能勉强站立。手部功能丧失，连简单的抓握都变得异常艰难。更为严重的是，他还出现了吞咽困难，他发现自己需要花费比平常多得多的时间和精力来咀嚼和吞咽食物。食物似乎不再像以前那样顺畅地进入他的喉咙，而是经常卡在喉咙里，让他感到窒息和痛苦。

> 除了身体上的不适,他常常无法清晰地表达自己的意思,语言障碍也让他与家人沟通变得困难。
>
> 面对这些挑战,张先生和家人没有选择放弃。他们决定开始一段居家护理的旅程,共同面对这些困难。张先生和家人都坚信只要他们齐心协力、坚持不懈就一定能够迎接更好的未来。

一、疾病解读

脑卒中是全球重要的公共健康问题之一,是世界范围内导致死亡和致残的主要病因。脑卒中患者往往在康复过程中会遭遇运动、认知、言语、吞咽等多方面的障碍。这些障碍如同重重难关,需要患者付出极大的努力和耐心去克服。

然而,面对有限的医疗资源和沉重的经济压力,许多脑卒中患者在度过急性期后,选择回归家庭,进行居家护理。在这样的环境下,家庭成为他们最坚实的后盾,而家庭成员,特别是子女和配偶,更是成为他们最亲密的照顾者。他们用自己的爱和耐心,陪伴着患者走过每一个艰难的日子,共同面对康复路上的种种挑战。

居家护理安全直接关系到患者的生命安全和身体健康。脑卒中患者由于身体功能的受损,往往存在跌倒、呛咳、误吸等风险。若家庭环境存在安全隐患,比如地面湿滑、家具摆放不当等,都可能引发意外事故,导致患者受伤甚至危及生命。因此,确保居家护理安全是保护患者生命安全的首要任务。

二、居家护理安全要点

脑卒中患者的居家护理是一个复杂且需要细心照料的过程。家属需要采取一系列措施,确保患者的安全和舒适。以下是一些关键要点,可帮助家属筑起居家护理的安全防线。

1. 细致评估,优化居家环境

安全的环境是居家护理的基础。家属应对家中的环境进行全面的评估,确保患者居住的安全。家中可能存在的隐患,如湿滑的地面、尖锐的边角、不稳定的家具等,都可能成为患者跌倒或受伤的"元凶"。因此,家属要仔细检查家中的每一个角落,及时消除这些隐患。例如,可以在洗手间、卧室等易滑倒的地方安装扶手,保持地面干燥清洁;将家具的边角用防撞条包裹起来,避免患者碰撞受伤。

2. 精心照护,保障日常安全

家属要密切关注患者的日常活动,脑卒中患者往往存在肢体活动不便、平衡能力下降等问题,家属要耐心指导患者进行日常活动,如起床、穿衣、洗漱等。对于需要移动或操作的活动,为患者提供合适的辅助工具,如拐杖或助行器,并在家人的陪伴下进行活动。避免让患者单独行走,以防意外跌倒。同时,家属还要帮助患者建立健康的生活方式,如规律作息、适量运动等,以促进患者的康复。

家属还要关注患者的饮食情况,为患者准备营养丰富、易于消化的食物,对于吞咽功能受损的患者,注意喂食姿势和速度,避免呛咳和误吸。同时,确保食物新鲜、卫生,餐具也要保持清洁和消毒。

排便方面,帮助患者建立定时排便的习惯,避免便秘或腹泻的发生。对于排便困难的患者,家属可通过腹部按摩、有规律的活动及锻炼、调整饮食结构等方式来缓解便秘症状,预防便秘发生。

3. 心灵呵护,温暖时刻相伴

除了物质上的照顾,家属还要关注患者的心理状态。脑卒中患者往往面临着身体功能的丧失和生活的改变,容易产生焦虑、抑郁等负面情绪。家属要给予患者足够的关心和支持,鼓励患者积极面对生活,树立战胜疾病的信心,协助患者参与喜欢的活动,与家人和朋友保持交流,有助于缓解焦虑和压力。

4. 掌握急救知识,应对不时之需

在居家护理中,家属学习并掌握急救知识是不可或缺的一环。首先,家属需要深入了解脑卒中患者的常见症状,如突发头痛、眩晕、肢体麻木等,并熟悉相应的紧急处理方法。为此,家属可通过参与急救培训课程、阅读相关书籍等多种方式,系统地掌握急救知识和技能。一旦患者出现紧急情况,家属能迅速作出反应,为患者争取宝贵的救治时间。这样,家属不仅能为患者的康复提供有力支持,还能在照顾过程中展现出关爱与耐心,成为患者康复路上的坚实后盾。

5. 医患联动,共助康复之路

与专业医护人员保持密切联系是确保患者安全的重要一环。家属应定

期向医护人员咨询居家护理的建议和注意事项,了解患者的病情变化和康复进展。在患者出现异常情况时,应及时向医护人员汇报,以便得到及时的指导和帮助。医护人员可以根据患者的具体情况提供个性化的护理建议,帮助家属更好地照顾患者。

通过关注以上关键要点,家属可以筑起一道坚实的居家护理安全防线,为脑卒中患者提供一个安全、舒适、有利于康复的居家环境。让我们携手努力,为患者带来更好的生活质量和康复效果。

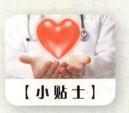
【小贴士】

脑卒中患者家庭在适应疾病带来的生活变化中,面临着诸多风险和挑战,那么在居家护理过程中,家属可能会遇到一些难以解决的问题或困惑,应该如何处理?家附近的社区卫生服务中心就可以帮助到您,使您的家庭获得一对一的持续性照护服务。

1. 家庭医生签约服务

患者或者家属可至就近的社区卫生服务中心办理家庭医生签约服务。家庭医生可为患者提供个性化的诊疗服务,为行动不便的患者建立家庭病床并开展延伸服务,患者病情变化时,提供院前急救和双向转诊服务。

2. 互联网＋护理服务

患者或者家属可以通过门诊评估、护理中心评估预约、电话登记预约、家庭病床上门评估以及线上预约等方式实现上门护理服务。社区护士可为患者实施居家护理服务,包括基础护理、皮肤护理、导管护理、各类注射、标本采集、中医护理等服务项目。同时,根据患者现存的主要问题,对患者及家属开展个性化的健康教育:如何避免意外事件的发生,根据患者日常生活活动能力进行进食、活动、穿衣、如厕、个人清洁、二便管理等训练指导,最大限度满足患者生活自理的需求。

新虹社区卫生服务中心

这些关于脑卒中的小知识你都了解吗？

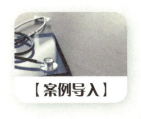

【案例导入】

74岁的杨奶奶1个月前曾因缺血性脑梗死住院，出院后医生叮嘱需长期口服阿司匹林肠溶缓释片治疗。然而有一天，杨奶奶在电视上看到某个节目中，"专家"在宣传阿司匹林的种种副作用，觉得阿司匹林不好、吃不得，于是没与任何人商量便自行停药。结果没多久，杨奶奶就发生了二次脑梗，自此，左侧肢体彻底瘫痪，杨奶奶再也无法独立活动，后悔不已。

杨奶奶这类案例是我们最不愿意看到的，如果杨奶奶平时可以从正规途径了解到脑卒中相关的专业知识，或者杨奶奶如果能够在停药前询问一下接诊的医生，像这样的悲剧是完全可以避免的。因此，我们整理了临床上经常会碰到的针对脑卒中问题的疑问，希望可以对大家有所帮助。

一、问题1：血压正常了就不用继续服用降压药？脑卒中患者的血压降得越低越好？

"高血压药我不想吃，吃了就一辈子停不了""高的时候就吃一点，血压不高就不吃"，我们在门诊询问患者高血压用药情况时，经常可以听到这样的回答。很多患者觉得是药三分毒，或者嫌麻烦，应用降压药一段时间后，血压正常了就自行停药，等某天发现血压高了，甚至出现头痛、头晕等症状，再使用药物降压，殊不知这种间断且无规律的治疗不但会造成血压大幅度波动，而且会加重动脉硬化以及对心、脑、肾等重要器官的损害。

那么，脑卒中患者的血压是不是降得越低越好呢？

对于血压很高的患者，快速降压可能会使人头晕乏力，对于合并高血压的脑卒中病人，更是应该在不同病程采用不同的降压策略，比如对于脑梗死急性期的病人,血压需要保持在比较高的水平,确保脑灌注,在急性期后缓慢降压,使患者的血压逐步达标,因为脑血管狭窄程度较重时,过低的血压会使本来就已处于缺血状态的大脑雪上加霜,从而加重脑梗死。因此,脑卒中患者必须在医生指导下用药,根据患者的实际情况合理控制血压,切不可自行调整。

二、问题2:血脂正常了就可以停药吗?

并非如此,如果患者仅是因为代谢紊乱造成的高脂血症,服用降脂药后血脂恢复正常,可以考虑减量,有的甚至可以完全停药,依靠生活方式的改变、饮食调理来改善脂代谢水平,同样可以保持血脂的稳定。

但对于脑卒中以及患有其他心脑血管疾病的患者来说,降脂药不能说停就停,因为他们服用降脂药不仅仅是为了降低血脂,更多的是为了预防动脉硬化,稳定血管中的斑块,这类患者往往需要长期服药,甚至终身服药。对于这类患者来说,服用降脂药不能只看化验单,血脂正常者同样需要服用降脂药。

需要注意的是,长期服用降脂药可能会有副作用,比如肝功能损伤、肌肉损伤、糖代谢异常等。出现副作用后要及时就医,看是否与服药有关,如果副作用大,可以在医生指导下停药或换药,切不可自行停药。

三、问题3:听说阿司匹林有引起消化道出血的风险,我能不能吃吃停停?

抗血小板聚集药物阿司匹林是通过国内外大量研究及临床实践证实的脑卒中防治有效药物,它可使急性缺血性卒中的病死率、复发率显著下降,除非有胃肠道急性溃疡、出血、阿司匹林过敏等情况,否则都首选阿司匹林抗血小板治疗。

研究表明,使用阿司匹林进行二级预防的有效剂量为 75~150 mg/d,且需长期服用,每天剂量低于 75 mg,对于大多数人不能起到抗血小板聚集、预防血栓的目的,而每日超过 150 mg,不但不能增大其预防血栓的作用,反而会增加其毒副作用。像杨奶奶这样因为担心阿司匹林的毒副作用而不坚持服用的做法同样是错误的。高危患者服用阿司匹林来防治脑卒中是一个长期过程,因为阿司匹林代谢产物通过与血小板中的环氧化酶结合,抑制血小板聚集,发挥抗血栓的作用,但是血小板在循环血液中的寿命只有 7 天,因此,随着新生血小板的不断产生,血小板的聚集功能会逐步恢复。近年来,有研究显示,脑卒中患者如果中断使用阿司匹林,1 个月内缺血性脑卒中复发的概率会增加3倍以上,停药1周内更应当引起注意。因此,只有每天坚持服用有效剂量的阿司匹林,才能持续产生预防血栓的作用。

四、问题4:秋冬季节是否要格外注意脑卒中的发作?

是的,约有一半以上的患者发病在秋末冬初气候骤变的时候,这是因为寒冷会使外周血管收缩,导致血压升高,容易促进脑血管破裂出血的发生;寒冷还可使血液中纤维蛋白原含量增加,血液浓度增高,促使血液中栓子的形成;此外,寒冷会导致呼吸道抵抗力降低,引发急性炎症而诱发动脉粥样硬化的发展甚至破裂,导致血栓的形成。

但是夏天就一定安全吗?也不尽然。一般而言,夏天气温较高,血管相对处于扩张状态,血压偏低,脑卒中发生的概率较小,但如果人体出现大量排汗又未及时补充水分,就容易造成体内缺水、血液黏稠、血流减慢,也容易诱发脑卒中。

因此,对有危险因素的老年人,冬季要尤其注意保暖,夏天避免大量出汗,应及时补水。

五、问题5:家人突发脑卒中,我应该怎么办?

患有高血压、糖尿病、心脏病等慢性疾病的患者,突然头晕或晕倒,随后出现口眼歪斜、流口水、言语含糊、头痛、呕吐、一侧肢体无力等症状时,很可能是脑卒中发作,应当立即采取以下措施:

(1)立即拨打120,说明情况,并按照急救人员的指导行动。

(2)应使患者仰卧,将头偏向一侧,以防痰液或呕吐物引起呛咳,或回吸入气管造成窒息。如果患者口鼻中有呕吐物阻塞,应设法抠出,保持呼吸道通畅。如患者未清醒,切忌喂水或食物。

(3)解开患者衣物,如有假牙应取出。

(4)如果患者清醒,应注意安慰患者,缓解紧张情绪,保持镇静,切勿慌乱、哭喊,避免造成患者心理压力。

(5)在没有医生明确诊断前,切忌给患者服用药物,如止血剂、安宫牛黄丸、降压药等,防止加重病情,在整个运送过程中,家属需尊重急救医师的建议。

(6)就近送医,不要因为想运送到知名医院而延误抢救,脑卒中患者早期处理分秒必争。

新虹社区卫生服务中心

重启大脑
——如何在脑卒中后找回自己？

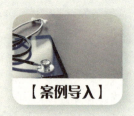

【案例导入】

65岁的李阿姨是位退休老师，平日里喜爱园艺和打太极拳。然而在一个平常的周末，李阿姨突感左侧身体无力，说话不清，被家人急忙送至附近的社区卫生服务中心。经诊断，李阿姨是缺血性脑卒中，这是一种常见的脑血管意外疾病，可致永久性的身体残障。

脑卒中，俗称"中风"，分为缺血性脑卒中和出血性脑卒中两种类型，是由多种原因导致脑血管受损，产生局灶性或整体脑组织损害的疾病。

一、中医治疗策略

脑卒中在西医临床上常被分为急性期、恢复期与后遗症期，根据不同的分期进行用药、预防与诊治。

而中医则根据病情的轻重进行辨证诊断，对脑卒中进行综合防治。例如应用益气活血、化痰通络方法进行干预，对挽救缺血半暗带、减轻反复溶栓患者的脑组织损伤具有潜在优势；针对缺血性卒中和出血性卒中的共性病机，辨证选用解毒通络、醒脑开窍相关中药制剂，能够改善神经功能，降低病死率、病残率；中医药多成分、多靶点、协同增效的优势，能根据患者临床特征个性化诊治，降低复发率，从而提高患者生活质量。

二、常见的社区卫生服务中心中医治疗手段

（一）针灸治疗

针灸是中医的主要治疗手段之一，通过刺激身体特定穴位来调节体内气血，以达到治疗疾病的目的。在脑卒中康复中，针灸能够有效缓解症状，促进患者功能恢复。

1. 缩短肌肉瘫痪的康复时间

电针治疗：电针是在传统针刺基础上，通过针尖传输微弱电流的方式，刺激更深层的穴位。对于脑卒中后遗症中的肌肉瘫痪，电针能够有效激活受损神经，提高肌肉收缩功能和协调性，加速康复进程。

灸法：采用艾灸或温针灸的方式加热穴位，促进局部血液循环，缓解肌肉僵硬和疼痛。此方法对改善脑卒中患者的运动功能有显著效果。

2. 改善语言障碍和吞咽困难

舌下针：针刺舌下或口周穴位，如金津、玉液穴等，可以激活舌部和咽部肌肉，改善语言表达和吞咽能力。

头针：通过刺激头部特定穴位，如百会穴、风池穴等，有助于恢复脑功能，提高语言理解和表达能力。

（二）中药治疗

中药治疗在脑卒中疾病中也扮演着不可或缺的角色，此方法强调整体调治和辨证施治，通过内服、外用等多种方式帮助患者恢复身体机能。

1. 内服药物

（1）活血化瘀类药物：如丹参、川芎、红花等，这类药物能够活血化瘀，促进血液循环，防止血栓再形成，有助于改善大脑血液供应，加速神经功能恢复。

（2）补益气血类药物：如人参、黄芪、当归等，这些药物能够补充体力，增强免疫力，提供康复过程中所需的充足能量。

2. 外用药物

（1）中药敷贴：采用具有活血化瘀作用的中药材，如川芎、乳香、没药等制成的药膏敷贴于患者受损部位，可以局部促进血液循环，缓解肌肉疼痛和瘀血。

（2）中药浴：利用中药煎煮后的药水进行全身或局部浸泡，如采用艾叶、桑枝等，有助于促进血液循环和减轻肌肉痉挛。

三、脑卒中的康复治疗方案

根据脑卒中临床分期，康复治疗可分为三个阶段：急性期的康复治疗、恢复期的康复治疗、后遗症期的康复治疗。

无论是缺血性脑卒中还是出血性脑卒中，最终的归宿都将回归到对大脑、肢体功能的康复训练中，以减轻脑卒中后遗症所带来的影响，提高患者的生活水平。

急性期的康复治疗旨在预防压疮、呼吸道和尿路感染、深静脉血栓形成及关节挛缩和变形等并发症;尽快从床上的被动活动过渡到主动活动;为主动活动训练创造条件,尽早开始床上的生活自理;为恢复期功能训练做准备。

恢复期的康复治疗包含运动疗法、作业疗法、物理因子治疗、言语治疗、心理治疗等一系列全方位的治疗模式,旨在帮助脑卒中患者能尽早恢复大脑、肢体功能,提高生活质量水平,减轻后遗症所带来的负面影响。

后遗症期的康复治疗旨在继续强化患侧的康复训练,以防止功能退化,提高日常生活活动能力。患侧功能不可恢复或恢复很差的,应充分发挥健侧的代偿作用,抑或使用矫形器和辅助器具进行生活辅助。

四、常见的社区卫生服务中心的康复治疗手段

总体可分为物理治疗和作业治疗两部分,物理治疗旨在恢复和改善脑卒中患者的身体功能,特别是运动功能和肌肉控制能力。

(一)物理治疗

1. 神经发育治疗技术

神经发育治疗技术基于对正常人运动发展和运动控制的理解,通过特定的治疗策略帮助患者重新学习使用受损的肌肉群。该方法强调在控制环境中进行目的明确的治疗活动,如站立平衡训练和步行训练,以促进神经系统的恢复和再学习。

2. 机械牵引和电刺激

机械牵引:此技术主要用于缓解颈部和背部的肌肉痉挛,这在脑卒中后很常见。通过轻轻拉伸脊柱,可以减轻痉挛,改善患者的舒适度和运动范围。

电刺激:功能性电刺激用于改善运动功能和增强肌肉活力。它通过电极传递轻微的电脉冲,激活神经,促进肌肉收缩,特别是在下肢的应用可以帮助患者改善行走能力。

(二)作业治疗

作业治疗专注于恢复和增强患者的日常生活技能,使他们能够尽可能独立地参与生活和社会活动。

1. 日常生活活动(ADL)训练

ADL训练涉及教授脑卒中患者如何独立完成日常任务,如穿衣、吃饭、洗

澡和如厕。治疗师可能会使用特制的工具或设备,如装有大把手的刀叉、穿衣钩和防滑垫,以适应患者的身体限制。

2. 认知功能训练

脑卒中可能会损害认知功能,包括注意力、记忆、解决问题的能力和视觉感知技能。作业治疗师通过各种认知游戏和活动,如记忆卡片游戏、拼图和日常决策训练,帮助患者恢复这些重要的认知能力。

通过这样全面而细致的介绍,希望能帮助大家更好地了解脑卒中中医康复的治疗和康复过程,以及社区卫生服务中心在这过程中起到的作用。脑卒中不是一句绝症宣判,合适的治疗和科学的康复可以帮助患者找回自我,重启人生。

新虹社区卫生服务中心

做好预防——脑卒中不再来敲门

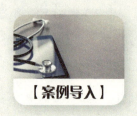

【案例导入】

患者李女士,45岁,无明显不适,平时患有高血压,家族有脑卒中病史,去医院体检时医生判断李女士符合脑卒中高危人群,建议其做一次颈动脉初筛。初筛结果显示颈部动脉有斑块,建议李女士进一步做同型半胱氨酸检测和颈部彩超检查。

一、什么是脑卒中?

脑卒中,通常称为中风,是一种急性脑血管疾病。脑卒中的发生与颅内动脉有关,包括前循环(由颈内动脉及其分支组成)和后循环(由椎动脉、基底动脉及其分支组成)。它是全球成人致残和死亡的主要原因之一,及时识别和治疗对改善预后至关重要。

二、日常生活中有哪些措施可以预防脑卒中?

(1) 控制血压:高血压是脑卒中最重要的危险因素。对于高血压患者,应通过生活方式的改变和药物治疗来控制血压,以降低脑卒中的风险。

(2) 糖尿病管理:糖尿病患者应通过改变生活方式和药物治疗来严格控制血糖和血压,以减少脑卒中的风险。

(3) 控制血脂:定期检测血脂水平,由医生根据心血管风险评估来决定是否启动药物调脂治疗。

(4) 膳食多样化:增加全谷物、豆类、薯类、水果、蔬菜和低脂奶制品的摄入,减少饱和脂肪和反式脂肪酸的摄入。推荐食盐摄入量≤6 g/d。

(5) 进行个体化的锻炼:增加规律的日常身体活动,每周至少3~4次,每次至少40分钟的中等强度以上的有氧运动,如快走(3.5~5 km/h),慢骑自行车(小于 16 km/h)、做家务活动(如擦窗户、扫地)等,以降低脑卒中风险。

(6) 控制体重:超重和肥胖者应通过健康的生活方式减轻体重,以降低血压和脑卒中风险。

(7) 戒烟限酒:建议饮酒者减少酒精摄入量或戒酒,每日饮酒的酒精含量男性<25 g,女性<15 g。

(8) 改善高同型半胱氨酸血症:通过食用蔬菜、水果、豆类、肉类、鱼类和加工过的强化谷类,增加叶酸、维生素 B_6 和维生素 B_{12} 的摄入,可能有助于降低脑卒中的风险。

(9) 不推荐绝经后激素替代治疗作为脑卒中的一级预防。

(10) 有先兆的女性偏头痛患者应重视脑卒中的预防,建议吸烟者戒烟,并考虑停用口服避孕药。

(11) 对于动脉粥样硬化性心血管疾病高风险(10 年风险>10%)且出血风险低的人群,可考虑使用小剂量阿司匹林进行脑血管病的一级预防。

这些措施应根据个人的具体情况和医生的建议来实施。

三、第一次得脑卒中后如何降低再发风险?

(1) 降压治疗:高血压患者需通过药物治疗和生活方式的改变来控制血压,以降低脑卒中复发的风险。降压目标推荐收缩压降至 130 mmHg 以下,舒张压降至 80 mmHg 以下。

(2) 血糖管理:糖尿病患者应通过改变生活方式和药物治疗来严格控制血糖,以减少脑卒中的风险。对于合并糖尿病的缺血性脑卒中患者,二级预防可将血糖控制到接近正常血糖水平(60 岁以上老年人空腹血糖控制在 7.0~9.0 mmol/L)。

(3) 生活方式的改变:包括戒烟、限酒、健康饮食、增加体育锻炼等,以降低脑卒中复发的风险。

(4) 抗血小板治疗:使用抗血小板药物如阿司匹林等,以减少血栓形成的风险。

(5) 他汀类药物:胆固醇高的患者可使用他汀类药物降低胆固醇水平,以减少血管事件的风险。对于非心源性缺血性脑卒中或短暂性脑缺血发作患者,可使用高强度他汀治疗。

(6) 危险因素的控制:除上述措施外,还需要重视其他可控危险因素的管理,如心房颤动的抗凝治疗、控制血脂异常等。

（7）康复和健康管理：脑卒中后患者需要进行康复治疗，以及长期的健康管理和随访，以提高生活质量并减少复发风险。

（8）教育和自我管理：患者教育对于提高患者对疾病的认知和自我管理能力至关重要。

（9）药物治疗的优化：如遇到不适症状，及时就医，医生根据患者的具体情况，可能需要调整药物的剂量或种类，以达到最佳的治疗效果。

（10）定期随访：定期进行医学随访，监测治疗效果和患者的健康状况。

患者应遵循医生的指导，降低再发风险。

四、得了脑卒中应该怎么办？

（1）临床治疗：对脑卒中患者进行积极的临床治疗，以防止病情进一步恶化。

（2）康复护理：加强康复护理，包括物理治疗、运动疗法、心理治疗、言语治疗和中医特色疗法等，以促进患者功能的恢复。

（3）药物治疗：继续必要的药物治疗，如抗血小板药物、降压药物、他汀类药物等，以预防脑卒中的再次发生。

（4）康复用药：使用改善脑血液循环的药物（如丁苯酞、人尿激肽原酶）、具有神经保护作用的药物（如依达拉奉、胞磷胆碱、吡拉西坦）等，以促进脑功能恢复。

（5）长期随访：建议患者长期到正规医院专科门诊随访，以监测治疗效果和患者的健康状况。

（6）个体化治疗：针对不同高危因素，开展有针对性、个体化的治疗和干预。

（7）健康教育：提高患者对疾病的认知和自我管理能力，帮助患者了解如何通过改变生活方式和坚持治疗来减少脑卒中的风险。

（8）社会和家庭支持：为患者提供必要的社会和家庭支持，帮助他们更好地适应生活，提高生活质量。

通过坚持健康的生活方式、定期的医疗检查，以及对症状的及时反应，我们可以大大降低再次发生脑卒中的风险。让我们携手，将这些知识转化为行动。每个小小的改变，都可能是阻止脑卒中的一大步。记住，预防胜于治疗，而您的每一步都至关重要。希望每个人都能成为自己健康的守护者。让我们共同努力，为了一个没有脑卒中的明天，今天就开始行动吧！

新虹社区卫生服务中心

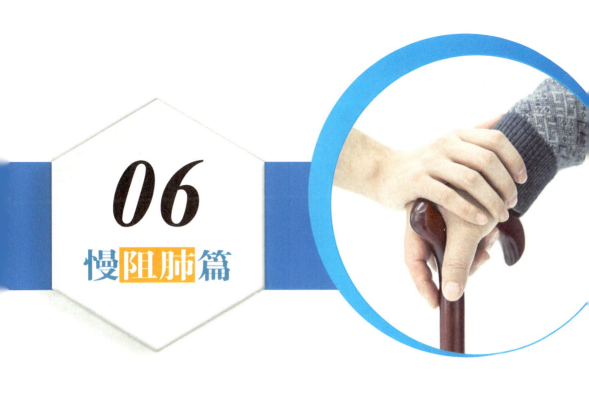

06 慢阻肺篇

慢阻肺科普——中医视角的认识与防治

作为社区医院的一名医生,我深知慢性阻塞性肺疾病(慢阻肺,COPD)给患者及其家庭带来的困扰。近年来,随着环境和生活方式的改变,慢阻肺的发病率逐渐上升,因此,提高公众对慢阻肺的认识和防治意识显得尤为重要。中医作为我国传统医学的重要组成部分,对慢阻肺的治疗和预防也有其独特的理论和实践。

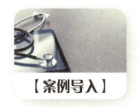

【案例导入】

不久前,我们社区的王先生因为长期咳嗽、呼吸困难来到医院就诊。经过肺功能检测和支气管镜检查,结果显示他的肺功能严重受损,被确诊为慢阻肺。王先生的案例并非个例,据统计,我国40岁以上人群中慢阻肺的患病率高达13.7%,且这一数字仍在不断攀升。

一、中医理论理解：慢阻肺的成因与机理

在中医学中，慢阻肺的相关症状被归类于"肺胀""喘证"等范畴。古籍如《黄帝内经》便已有对肺部疾病及呼吸异常的记载，强调肺与气、呼吸的紧密联系。中医认为，慢阻肺的发生与肺、脾、肾三脏功能失调密切相关。肺主气司呼吸，脾主运化水谷精微，肾主纳气。当这三脏功能失调时，就会导致气机不畅、痰浊内生，从而引发慢阻肺的症状。

传统中医认为，慢阻肺的形成往往与外感六淫、内伤七情、饮食劳倦等因素有关。外感六淫中的风寒、燥热等邪气，若侵入肺部，可致肺气宣降失常，进而诱发或加重慢阻肺。内伤七情中的忧思、悲恐等情绪过度，则可能影响脏腑气机，尤以肺、脾、肾为甚，长期如此，易导致慢阻肺的发生。

二、中医实践药物使用与传统疗法：慢阻肺的治疗策略

在中医实践中，针对慢阻肺的治疗，药物使用讲究个体化，根据患者的体质、病情及病因进行辨证施治。常用的中药有苏子、半夏、陈皮、茯苓、白术等，这些药物具有化痰止咳、宣肺平喘、益气健脾等作用，能够有效改善慢阻肺患者的症状。

对于急性发作期的患者，中医会根据症状表现进行辨证施治，如使用麻黄、杏仁等宣肺散寒，或使用石膏、知母等清热化痰。而在缓解期，更注重调理脏腑功能，增强机体抵抗力，如使用黄芪、党参等补益肺气，或使用枸杞、山茱萸等滋补肾阴。

对于缓解期的患者，中医主要侧重于调理脏腑功能，增强机体抵抗力。对于肺气虚型患者，可用人参养肺丸加减，以补肺益气；对于肺脾两虚型患者，可用六君子丸补肺健脾、降气化痰；对于肺肾气虚型患者，人参补肺饮可补肾益肺、纳气定喘；对于肺肾气阴两虚型患者，保元汤和人参补肺汤则可补肺滋肾、纳气平喘。

除了药物治疗外，中医还有许多传统疗法可用于慢阻肺的辅助治疗。如针灸，通过刺激特定穴位，可调整人体气机，缓解呼吸困难；推拿按摩则可通过疏通经络，调和气血，达到缓解症状的效果；拔罐和艾灸则能温通经络，散寒祛湿，对于改善慢阻肺患者的症状有一定帮助。

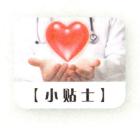
【小贴士】

社区医院服务：贴心守护患者健康

作为社区医院，我们为患者提供了一系列的服务，帮助他们更好地管理和控制慢阻肺。这包括定期进行慢阻肺的筛查和诊断工作，为患者制定个性化的治疗方案，以及开展健康讲座和义诊活动，向公众普及慢阻肺的防治知识。

在筛查和诊断方面，我们利用现代医疗技术，如肺功能检测和支气管镜检查，准确评估患者的肺功能受损程度。同时，结合中医的望闻问切四诊合参，全面评估患者的身体状况，为制定个性化的治疗方案提供有力依据。

在制定治疗方案时，我们注重中西医结合，既利用西药控制症状，又运用中医的辨证施治，从根本上调理患者的身体。同时，我们还为患者提供中医传统疗法的辅助治疗，如针灸、推拿、拔罐等，以缓解患者的症状，提高生活质量。

此外，我们还定期开展健康讲座和义诊活动，向公众普及慢阻肺的防治知识。通过讲解中医的养生保健方法和食疗建议，帮助患者更好地管理自己的疾病，预防疾病的复发和加重。

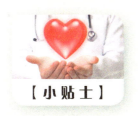
【小贴士】

患者在家中的日常护理

除了接受社区医院的治疗和管理外，患者在家中也可以采取一些自我保健措施，以缓解症状和提高生活质量。

在饮食方面，患者可以根据中医的食疗原则选择具有润肺养肺功效的食物，如百合、银耳、梨等。同时，避免食用辛辣、油腻等刺激性食物，以免加重病情。

在运动方面，患者可以根据自身情况选择适当的锻炼方式，如打太极拳、练八段锦等中医养生运动。这些运动不仅有助于改善呼吸功能，还能提高身体免疫力。

此外，患者还可以尝试一些中医的自我调理方法，如按摩穴位、拍打经络等。这些方法简单易行，可以在家中自行操作，对于缓解慢阻肺的症状有一定的帮助。

需要注意的是，患者在自我保健过程中应遵循医生的建议和指导，不要盲目自行用药或改变治疗方案。同时，定期到医院进行复查和评估也是非常重要的。

总之，中医对于慢阻肺的治疗和预防有着深厚的理论基础和丰富的实践经验。通过综合运用中医药物、传统疗法以及社区医院的服务和患者的自我保健措施，我们可以共同抵抗慢阻肺这一"隐形杀手"，提高患者的生活质量。作为社区医院医生，我们将继续致力于提高公众对慢阻肺的认识和防治意识，为患者提供更加优质、贴心的服务。

虹桥社区卫生服务中心

胸闷一定是心脏病吗？

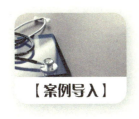

【案例导入】

李先生，一位50多岁的中年男士，最近总是感觉胸闷，他担心自己是不是得了心脏病。为此，他多次前往医院就诊，经过一系列的检查，医生告诉他，他的心脏并没有明显的器质性病变，而是慢性阻塞性肺疾病（COPD）导致的胸闷症状。这个诊断让李先生颇感意外，他没想到胸闷的背后竟隐藏着这样一个问题。

像李先生这样的例子并不少见。很多人一出现胸闷的症状，首先想到的就是心脏病，但实际上，胸闷并不一定是心脏病的唯一表现。慢性阻塞性肺疾病等呼吸系统疾病同样可能导致胸闷的出现。因此，我们需要对胸闷的原因有一个更为全面的了解，以便能够及时发现并治疗潜在的疾病。

慢性阻塞性肺疾病（COPD）是一种具有气流阻塞特征的慢性肺部病变，与慢性支气管炎和（或）肺气肿等相关，可进一步发展为肺心病和呼吸衰竭。该疾病的主要症状包括慢性咳嗽、咳痰、气短或呼吸困难、喘息和胸闷等。胸闷作为COPD的一个常见症状，往往被患者忽视或误认为是其他疾病所致。

首先，我们需要明确的是，胸闷并非心脏病的专属症状。当心脏出现疾病时，确实可能出现胸闷、气短的情况，但胸闷同样也可能由呼吸系统疾病引起。在COPD的情况下，由于肺部受到炎症和气流阻塞的影响，患者会感到呼吸不畅，进而出现胸闷的症状。

其次，COPD的发病原因多种多样。吸烟是引起COPD最主要的病因，长期吸烟会导致肺部受到严重损伤。此外，长期吸入职业性粉尘和化学气体、空气污染、呼吸道感染等因素也可能增加COPD的发生风险。遗传因素、年龄和性别、肺生长发育等同样是影响COPD发病或恶化的因素。

然而，关于COPD，公众往往存在一些误区。例如，有人认为只有吸烟者才会患COPD，实际上，非吸烟者也可能因其他因素而患病。另外，许多人认为COPD的症状只在老年时出现,但事实上,任何年龄段的人都可能出现COPD的症状。这些误区导致了很多人对COPD的忽视和误解,从而延误了疾病的诊断和治疗。

因此,对于出现胸闷症状的患者来说,及时就诊并接受专业的检查是非常重要的。医生会根据患者的病史、症状和体检结果进行综合评估,以确定胸闷的原因是否为COPD或其他疾病。一旦确诊为COPD,患者应积极配合医生的治疗建议,包括戒烟、药物治疗、氧疗、呼吸锻炼等,以提高生活质量并延缓疾病的进展。

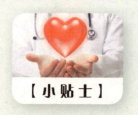
【小贴士】

社区医院的服务与COPD管理

对于COPD患者来说,社区医院是一个重要的医疗资源。社区医院不仅提供基本的医疗服务,还可以在COPD的管理和保健方面发挥重要作用。

首先,社区医院可以为COPD患者进行定期的健康检查和评估。通过检查肺功能、血氧饱和度等指标,医生可以及时了解患者的病情进展,并调整治疗方案。此外,社区医院还可以为患者提供必要的健康教育,帮助他们了解COPD的发病原因、预防措施和自我保健方法。

其次,社区医院可以为COPD患者提供家庭氧疗服务。对于部分病情较重的患者来说,家庭氧疗是提高生活质量的重要手段。社区医院可以为患者提供氧疗设备的租赁和使用指导,确保患者能够正确、安全地进行氧疗。

此外,社区医院还可以为COPD患者提供心理支持和康复指导。COPD是一种慢性疾病,患者往往需要长期的治疗和康复。在这个过程中,心理支持和康复指导是非常重要的。社区医院可以组织患者参加康复锻炼、心理辅导等活动,帮助他们保持积极的心态和良好的生活习惯。

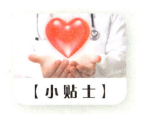
【小贴士】

COPD 患者的日常护理

除了接受医生的治疗建议外,COPD 患者还需要在日常生活中注意自我保健。以下是一些建议:

1. 戒烟:吸烟是 COPD 的主要诱因之一,因此患者必须坚决戒烟。同时,也要避免接触二手烟和其他有害烟雾。

2. 调整饮食:患者应保持均衡的饮食,多吃富含蛋白质和维生素的食物,如瘦肉、鱼类、豆类和新鲜蔬菜水果。同时,要避免食用辛辣、油腻和刺激性食物。

3. 适当运动:适当的运动锻炼有助于改善肺功能和提高生活质量。患者可以选择散步、慢跑、游泳等有氧运动,但需注意避免剧烈运动和过度劳累。

4. 注意保暖:COPD 患者容易因气候变化而加重病情,因此要注意保暖,避免受凉感冒。

5. 保持室内空气清新:保持室内空气流通,避免吸入有害气体和颗粒物。可以使用空气净化器等设备来改善室内空气质量。

总之,胸闷并不一定是心脏病的唯一表现,也可能是慢性阻塞性肺疾病等呼吸系统疾病的症状。因此,在面对胸闷等症状时,我们应保持警惕,及时就诊并接受专业的检查和治疗。同时,通过社区医院的服务和自我保健措施的实施,我们可以更好地管理和控制 COPD 的病情,提高生活质量。

虹桥社区卫生服务中心

如何减少或延缓慢阻肺急性发作?

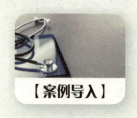

【案例导入】

张先生自18岁左右开始吸烟,每天吸烟20~30支,吸烟50年,已经形成一种习惯。然而,近几年他发现自己经常咳嗽、咳痰,有时甚至会感到呼吸困难。一开始,他以为这只是老年人的常见问题,并没有太在意。直到有一次,他在散步时突然感到胸闷、气短,甚至无法呼吸,被紧急送往医院。经过检查,张先生被诊断为慢性阻塞性肺疾病(慢阻肺)。

在医生的建议和指导下,张先生开始接受规范的治疗和管理。他戒烟了,学会了正确使用药物、进行呼吸锻炼、避免诱发因素等。渐渐地,他的症状得到了控制,生活质量也有了明显的提高。现在,张先生不仅自己管理好了慢阻肺,还经常在门诊复诊时,帮助更多的人了解和预防慢阻肺,成为一股正能量。

一、慢阻肺急性发作的原因与预防

慢性阻塞性肺疾病(慢阻肺)是一种常见的慢性呼吸系统疾病,主要表现为持续性的气流受限。近年来,慢阻肺被纳入像高血压病、糖尿病等慢性疾病的慢病规范化管理系统,使得慢阻肺愈发被重视。慢阻肺患者常常因为急性发作而病情加重,甚至需要频繁住院治疗。那么,慢阻肺急性发作的诱因是什么?我们又该如何预防呢?

1. 急性发作的诱因

最常见的诱发因素包括呼吸道感染、空气污染、吸烟、过度劳累、职业暴露、烹调或者取暖烟雾等。此外,一些患者还可能因为情绪波动、饮食不当等因素导致急性发作。

2. 如何预防急性发作

（1）避免诱发因素：慢阻肺患者应尽量避免上述诱发因素，如注意保暖、避免受凉感冒、减少吸烟或戒烟、避免接触污染物、及时接种流感疫苗及肺炎疫苗等。

（2）规律治疗：患者应按时按量使用医生开具的药物，不要自行停药或减量。同时，定期进行肺功能检查，以便及时了解病情变化。

（3）呼吸锻炼：通过进行呼吸锻炼，如腹式呼吸、缩唇呼吸等，可以增强呼吸肌的力量，改善肺功能。

（4）心理调适：保持良好的心态，避免情绪波动过大。可以通过听音乐、阅读等方式进行心理调适。

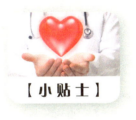
【小贴士】

社区医院如何规范化管理慢阻肺患者

社区医院是老百姓身边的重要健康守护者，那么，社区医院可以为慢阻肺患者提供哪些服务呢？

1. 健康教育

社区医院可以定期举办慢阻肺健康教育讲座，向患者和家属普及慢阻肺的相关知识，如疾病成因、症状识别、预防方法等。

2. 定期随访

社区医生可以对慢阻肺患者进行定期随访，了解他们的病情变化和治疗效果。同时，根据患者的具体情况调整治疗方案，确保治疗效果最佳。病情稳定时每月复诊1次，病情变化时随时联系或复诊；正确使用装置，否则会影响治疗效果；遵循医嘱规范用药，切忌自行减药、停药。

3. 康复指导

社区医院可以为慢阻肺患者提供康复指导服务，包括呼吸锻炼、体能锻炼等。通过专业的康复指导，帮助患者改善肺功能，提高生活质量。

4. 心理支持

慢阻肺患者常常因为疾病而有焦虑、沮丧等负面情绪。社区医院可以为患者提供心理支持服务，帮助他们调整心态，积极面对疾病。

二、家庭护理与应急措施

1. 家庭护理

良好的家庭护理对患者病情的控制至关重要。比如：

（1）环境调整：确保家中空气流通，避免长时间关闭门窗。在雾霾天气或空气质量较差时，使用空气净化器或新风系统。

（2）饮食护理：为患者准备营养丰富、易消化的食物。避免油腻、辛辣等刺激性食物。鼓励患者多喝水，饭后漱口。

（3）辅助设备：为患者提供合适的吸氧设备、雾化器等辅助设备，确保患者能够按需使用。

2. 应急措施

慢阻肺患者在急性发作时可能出现呼吸困难、咳嗽等症状加重。在紧急情况下，患者和家人应掌握以下应急措施：

（1）立即就医：一旦出现急性发作症状，应立即就医。在就医前，可以尝试让患者保持安静，减少活动，以减轻呼吸困难。

（2）正确使用急救药物：如患者有急救药物，如支气管扩张剂、吸入用糖皮质激素等，应及时准确使用药物急救。

（3）氧疗：如患者家中有吸氧设备，应及时给予吸氧，以缓解缺氧症状。

慢阻肺虽然患病率高、致残率及致死率也高，但它是可防可治的慢性疾病。我们首先改善其当前症状，其次降低其未来的风险，这样可减少或延缓慢阻肺急性发作的次数和严重程度，来提高患者的生活质量。让我们一起守护慢阻肺患者的健康状况。

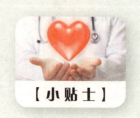

【小贴士】

慢阻肺患者的日常生活指导

除了接受上述专业的医疗治疗和管理外，慢阻肺患者还需要在日常生活中进行自我保健，比如：

1. 合理饮食

患者应保持营养均衡的饮食,多摄入富含蛋白质、维生素和矿物质的食物。同时,避免过多摄入浓茶、浓咖啡等刺激性食物。

2. 适当运动

适当的运动可以增强身体抵抗力,改善肺功能。患者可以选择散步、打太极拳、练八段锦等轻度运动方式进行锻炼。运动时应避免过度劳累,以免加重病情。

3. 保持室内空气清新

患者应注意保持室内空气清新,定期开窗通风。避免长时间处于密闭、空气污浊的环境中。

4. 定期体检

患者应定期进行肺功能检查和其他相关体检项目,以便及时了解病情变化。同时,根据医生建议进行相应的调整和治疗。

5. 学会自我监测

患者应学会自我监测病情变化,如出现咳嗽、咳痰加重、呼吸困难等症状时应及时就医。同时,记录自己的症状变化和药物使用情况,以便医生更好地了解病情并制定治疗方案。

虹桥社区卫生服务中心

慢阻肺戒烟小妙招

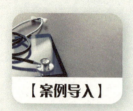

【案例导入】 张先生是一位有着30年烟龄的老烟民,咳嗽、气喘日益严重,直到被诊断为慢阻肺。面对这突如其来的健康警告,张先生开始了他的戒烟与康复之旅。在社区医院的帮助下,他逐渐摆脱了烟草的束缚,身体状况也有了明显的改善。现在,他成了社区里的健康宣传大使,用自己的经历鼓励更多的人远离烟草,关注呼吸健康。

一、慢阻肺与戒烟:你知道多少?

1. 慢阻肺简介

慢性阻塞性肺疾病(COPD),简称慢阻肺,是一种常见的呼吸系统疾病。其主要症状包括持续咳嗽、咳痰和呼吸困难。吸烟是慢阻肺的主要危险因素之一,戒烟对于慢阻肺患者来说,是减缓病情进展、提高生活质量的关键。

2. 戒烟的益处

戒烟后,肺部功能会逐渐恢复,咳嗽、气喘等症状会有所减轻。长期戒烟,还能降低慢阻肺并发症的风险,如心脏病、肺癌等。此外,戒烟还能提高生活质量,延长寿命。

3. 戒烟的误区

误区一:戒烟会导致体重增加。事实上,戒烟后体重增加主要是由于食欲增加和代谢改变所致。通过合理的饮食和锻炼,可以有效控制体重。

误区二:戒烟会让人变得焦躁不安。虽然戒烟初期可能会有些不适,但这些都是暂时的。随着时间的推移,这些症状会逐渐减轻。同时,可以尝试一些放松技巧,如深呼吸、冥想等,来缓解戒烟带来的不适。

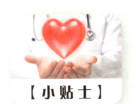
【小贴士】

社区医院助力戒烟

1. 提供戒烟咨询

社区医院可以为有戒烟意愿的居民提供专业的戒烟咨询服务。医生会根据个人情况,制定个性化的戒烟计划,并提供相关的戒烟知识和技巧。

2. 开展戒烟讲座与培训

定期举办戒烟讲座和培训活动,邀请专业医生或戒烟专家进行授课。通过讲解戒烟的重要性、方法和注意事项等内容,帮助居民建立正确的戒烟观念。

3. 提供戒烟药物和辅助工具

社区医院可以为需要戒烟的居民提供戒烟药物和辅助工具,如尼古丁贴片、口香糖等。这些药物和工具可以有效缓解戒烟过程中的不适症状,提高戒烟成功率。

4. 建立戒烟支持小组

建立戒烟支持小组,让正在戒烟的居民能够相互鼓励、分享经验。通过小组活动,增强戒烟者的信心和动力,降低复吸的风险。

二、实用的戒烟技巧与策略

1. 设定明确的目标

设定一个具体的戒烟日期,例如一个月后的某个特定日子。这样做有助于增强戒烟的决心,并为戒烟制定一个明确的计划。

2. 逐步减少吸烟量

对于那些想要逐步戒烟的人来说,逐渐减少吸烟量是一个有效的策略。例如,每天减少一支烟,直到最终完全戒烟。

3. 替代疗法

使用尼古丁替代品,如尼古丁贴片、口香糖或喷雾剂,可以帮助缓解戒烟时的尼古丁渴望。这些替代品能够逐渐降低身体对尼古丁的依赖。

4. 培养健康的应对机制

当面临戒烟带来的压力、焦虑或烦躁时,学会采用健康的应对机制。例如,进行深呼吸、冥想、散步或寻找其他放松的活动来转移注意力。

5. 保持积极的心态

戒烟是一个挑战,但保持积极的心态对于成功戒烟至关重要。相信自己能够战胜烟草的诱惑,并时刻提醒自己戒烟带来的长远益处。

6. 寻求专业帮助

如果戒烟过程中遇到困难或复吸,不要气馁。寻求专业医生的帮助和支持,他们可以提供个性化的建议和治疗方案,帮助你重新找回戒烟的动力。

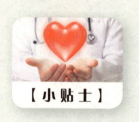
【小贴士】

做自己的健康守护者

1. 坚定戒烟决心

要成功戒烟,首先需要坚定自己的戒烟决心。要认识到吸烟对健康的危害,以及戒烟带来的益处。同时,可以设定一个明确的戒烟目标,激励自己不断努力。

2. 寻求社会支持

戒烟过程中,寻求家人、朋友和同事的支持和鼓励非常重要。他们可以给予你精神上的支持,帮助你渡过戒烟的难关。同时,也可以加入戒烟支持小组或社交媒体群组,与更多的人分享经验、互相鼓励。

3. 培养健康的生活方式

除了戒烟外,还需要培养健康的生活方式,以促进肺部健康和整体健康。这包括保持均衡的饮食、进行适量的运动、保持良好的作息等。此外,还要避免接触二手烟和其他有害气体,保持室内空气清新。

4. 定期监测健康状况

作为慢阻肺患者或曾经的吸烟者,定期监测自己的健康状况非常重要。可以定期进行肺功能检查、心电图等检查,以了解自己的肺部和心脏状况。同时,也要注意观察自己是否有咳嗽、气喘等症状的加重或变化,及时就医并调整治疗方案。

5. 保持积极心态

面对慢阻肺等慢性疾病,保持积极的心态非常重要。虽然疾病可能给生活带来一些困扰和挑战,但只要我们积极面对、坚持治疗并改善生活方式,就能够有效控制病情、提高生活质量。同时,也可以尝试一些放松技巧、心理疗法等,以缓解焦虑和压力。

三、结语:从烟草的束缚中解脱出来

戒烟对于慢阻肺患者来说是一次重要的转变,它意味着重新获得呼吸的自由和健康的生活。通过社区医院提供的专业服务和个人的努力,我们有能力战胜烟草的诱惑,迎接一个更加健康、美好的未来。让我们携手努力,为自己和身边的人创造一个无烟的环境吧!

虹桥社区卫生服务中心

万托林在慢阻肺病人治疗中的误区

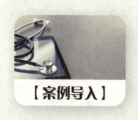
【案例导入】

王阿姨回忆自小家里长期煮饭不习惯使用油烟机,父亲有吸烟史,每天吸烟30~40支,吸烟50年,且父亲50岁左右被确诊慢阻肺,不规律治疗。然而,2022年王阿姨在新冠病毒感染康复后,发现自己经常咳嗽、咳痰,时有咽部瘙痒不适时咳嗽明显加重,有时咳嗽剧烈时甚至会感到呼吸困难。一开始,她以为这只是老年人的常见问题,比如感冒了,并没有太在意。直到有一次,她在爬楼梯时突然感到胸闷、气短,甚至无法呼吸,至急诊就诊,经过检查,王阿姨被诊断为慢阻肺。

在医生的建议和指导下,王阿姨开始接受规范的治疗和管理。她学会了远离吸烟人群,煮饭时常规开始使用油烟机,学会了正确使用药物、进行呼吸锻炼、避免诱发因素等。渐渐地,她的症状得到了控制,生活质量也有了明显的提高。然而咳痰喘症状控制3个月后,王阿姨觉得自己跟正常人没有区别,已经"治愈"了,遂自行停药,此后仅仅在症状反复时过量使用万托林控制,日常配合非药物治疗方案。1周后再次咳痰喘加重,有心悸、胸闷、头晕等不适,及时至社区慢阻肺门诊复诊,医生予以健康教育、呼吸锻炼处方、药物正规治疗(包括吸入药物)等,王阿姨上述症状再次控制平稳。鉴于自身盲目不规范使用及依赖万托林带来的后果,王阿姨此后开启定期慢阻肺门诊随访,及时接受规范治疗,症状一直控制平稳。

一、在慢阻肺患者的治疗过程中遇到误区

万托林(沙丁胺醇气雾剂)作为一种常用的短效支气管舒张剂,被广泛用于缓解患者的喘息和呼吸困难症状。然而,由于患者对药物的认识不足、用药不当以及忽视日常生活中的预防措施,导致治疗效果不尽如人意,甚至产

生一些不良后果。根据王阿姨的经历,我们做如下探究:

1. 病症分析

慢阻肺是一种常见的呼吸系统疾病,主要表现为持续性的咳嗽、咳痰和呼吸困难。这些症状是由于气道炎症、气道壁增厚和黏液分泌增加导致的。万托林作为一种支气管舒张剂,能够通过扩张气道、减轻气道痉挛,从而缓解患者的喘息和呼吸困难。然而,药物并非万能,正确用药和辅助治疗同样重要。

2. 误区解读

(1) 误区一:过量使用万托林

许多患者认为,增加万托林的使用量可以快速地缓解症状,就等同于控制疾病的发展。然而,这种做法不仅不能达到预期效果,反而可能导致药物过量,引发心悸、胸痛、头晕头痛等副作用。因此,患者应严格按照医生的指导用药,避免自行调整剂量。

(2) 误区二:忽视其他治疗措施

慢阻肺的治疗是一个综合的过程,除了使用万托林等支气管舒张剂外,还需要配合其他治疗措施,如吸入糖皮质激素、中长效气雾剂、二联或者三联气雾剂,控制呼吸道感染、止咳化痰等。然而,一些患者在使用万托林后,忽视了其他治疗措施的重要性,导致病情得不到有效控制。

(3) 误区三:不良生活习惯

慢阻肺患者的生活习惯对疾病的影响不容忽视。吸烟、空气污染、缺乏运动等不良生活习惯都可能加重病情。一些患者在使用万托林的同时,并未改变这些不良习惯,导致治疗效果大打折扣。

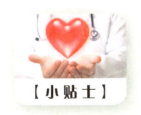

社区医院可提供的服务

对于慢阻肺患者来说,社区医院是一个重要的医疗资源。社区医院可以为患者提供以下服务:

1. 健康教育:社区医院可以定期开展慢阻肺健康教育讲座,向患者普及慢阻肺的病因、症状、治疗方法及预防措施等知识,提高患者的自我保健能力。

2. 用药指导:社区医院的药师可以为患者提供用药指导服务,解答患者关于药物使用方面的疑问,确保患者正确、安全地使用万托林、各种气雾剂等药物。

3. 随访管理:社区医院可以建立慢阻肺患者随访管理制度,定期对患者进行病情评估和指导,及时发现并处理患者的问题,提高治疗效果。

综上所述,万托林在慢阻肺病人治疗中虽然具有一定的疗效,但患者在使用过程中需避免误区,正确用药并重视辅助治疗和自我保健。通过社区医院提供的服务和患者的自我努力,相信能够更好地控制病情、提高生活质量。

二、案例深入分析

回到王阿姨的案例,我们进一步分析她的治疗误区。她在使用万托林时,由于急于缓解症状,不自觉地增加了用药量。这导致了药物过量,不仅症状没有得到缓解,反而出现了心悸、头痛等副作用。这提示我们,药物使用一定要遵循医嘱,不可自行增减剂量。慢阻肺的治疗需要综合考虑各种治疗措施,而不能仅仅依赖于某一种药物。

同时,她的生活习惯也存在问题。她在咳痰喘控制平稳后,自行停止非药物治疗方案(如适量运动等),导致身体机能下降,也影响了治疗效果。因此,慢阻肺患者在日常生活中应注意改善生活习惯,如适量运动、避免空气污染、保持室内通风、合理饮食等。

三、药物使用的注意事项

在使用万托林等支气管舒张剂时,患者需要注意以下几点:

(1) 遵循医嘱:患者应严格按照医生的指导用药,不可自行增减剂量或改变用药方式。如有疑问或不适,应及时咨询医生。

(2) 注意用药时间:万托林等支气管舒张剂通常需要在症状出现时及时使用,以缓解喘息和呼吸困难。但长期使用或过量使用可能导致药物效果减弱或出现副作用。

(3) 观察药物反应:在使用药物后,患者应仔细观察自己的身体反应。如出现心悸、头痛、手抖等不良反应,应及时告知医生并调整用药方案。

(4) 避免与其他药物相互作用:患者在使用万托林的同时,可能需要服用其他药物。因此,应告知医生自己的用药情况,以避免药物之间相互作用而影响治疗效果。

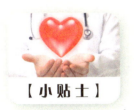
【小贴士】

除了接受社区医院的服务外,慢阻肺患者还应重视自我保健。以下是一些建议:

1. 坚持用药:患者应按照医生的指导坚持用药,不随意停药或更改药物剂量。同时,要定期到医院进行复查和评估。

2. 改善生活习惯:戒烟、避免空气污染、避免吸入油烟、保持室内通风、合理饮食、适量运动等良好的生活习惯有助于改善慢阻肺患者的症状和提高生活质量。

3. 加强心理调适:慢阻肺患者常常面临呼吸困难、活动受限等问题,容易产生焦虑、抑郁等负面情绪。因此,患者应学会自我调节情绪,保持积极乐观的心态。

4. 寻求社会支持:患者可以与家人、朋友或病友交流心得和经验,共同应对疾病的挑战。同时,也可以加入慢阻肺患者互助组织或社团,获得更多的信息和支持。

四、总结

在慢阻肺的治疗过程中,患者需避免误区,正确用药并重视辅助治疗和自我保健。通过社区医院提供的服务和患者的自我努力,我们可以更好地控制病情、提高生活质量。在治疗慢阻肺的过程中,要坚持治疗,遵循医嘱,禁止私自停药、胡乱用药,同时坚持良好的生活习惯。未来,随着医学技术的不断进步和患者教育的普及,相信我们能够为患者提供更加精准、有效的治疗方案。总之,面对如此"狡猾"的疾病,我们要积极了解,积极面对及攻克,为患者带来福音。

虹桥社区卫生服务中心

07 肿瘤篇

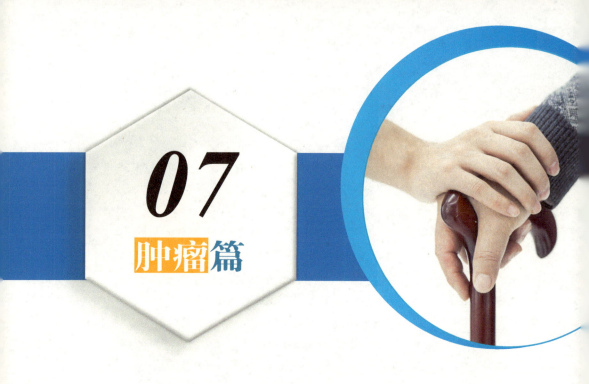

"肝"净家园,科普癌防,社区守护在身边

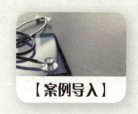

【案例导入】

小张,50岁,长期在外跑业务,平时应酬很多,经常在外用餐,最近发现自己眼睛黄、面色黄,胃口也不好,年纪轻轻却总觉得浑身乏力,右上腹部隐隐作痛,一直以为自己是慢性胃炎发作没有重视,后因疼痛难忍,影响睡眠,才去医院就医。经过一系列检查,小张被诊断为原发性肝癌。

肝癌是一种严重的疾病,其早期发现和及时治疗对于提高治愈率和生存率至关重要。小张的案例就是一个典型的例子,提醒我们对于身体的任何异常变化,都应给予足够的重视,及时就医,了解肝癌早诊断早治疗的重要性。

疾病解读

（一）概述

根据中国国家癌症中心发布的数据，2022年全国原发性肝癌发病人数36.77万，位列各种癌症新发病人数第4位（前三位为肺癌、结直肠癌、甲状腺癌），发病率位列第5位（前四位为肺癌、女性乳腺癌、甲状腺癌、结直肠癌），2022年因原发性肝癌死亡人数31.65万，死亡人数和死亡率均位列第2位（第一位为肺癌）。近年来肝癌的发病率和死亡率呈上升趋势，已经严重威胁我国人民的生命和健康。原发性肝癌主要包括肝细胞癌（HCC）、肝内胆管癌（ICC）和混合型肝细胞癌-胆管癌（cHCC-CCA）三种不同病理学类型，三者在发病机制、生物学行为、病理组织学、治疗方法以及预后等方面差异较大，其中HCC占75%～85%，所以我们常规称的"肝癌"一般是指肝细胞癌（HCC）。

（二）病因

肝癌的病因是多方面的，以下是一些主要的病因和风险因素：

（1）慢性肝炎病毒感染：乙型肝炎病毒（HBV）和丙型肝炎病毒（HCV）感染是肝癌发展的主要危险因素。

（2）肝硬化：任何病因引起的肝硬化都是HCC最危险的因素。肝硬化通常由长期肝脏损害导致，如慢性乙型肝炎、慢性丙型肝炎或酒精性肝病。

（3）长期饮酒：长期饮酒导致的酒精性肝病是HCC的一个风险因素，尤其是在肝硬化患者中。

（4）非酒精性脂肪肝（NAFLD）：与糖尿病或肥胖相关的非酒精性脂肪肝也与HCC的风险增加有关。

（5）黄曲霉素：由某些霉菌产生的黄曲霉素是一种已知的致癌物质，可以在污染的食物中发现。

（6）遗传因素：某些遗传病，如血色病和威尔逊病，也可能增加患肝癌的风险。

（7）环境因素：接触某些化学物质和工业毒素也可能增加患肝癌的风险。

（8）其他疾病：原发性硬化性胆管炎、血色素沉着症和α1-抗胰蛋白酶缺乏症等其他不常见的危险因素也可能增加肝癌的风险。

（9）代谢功能障碍：如代谢综合征，也可能与HCC的风险增加有关。

这些因素的相互作用是肝细胞恶性转化和肝癌发生的早期阶段的起源，

涉及遗传易感性、病毒和非病毒危险因素之间的相互作用、细胞微环境和各种免疫细胞以及潜在慢性肝病的严重程度。

（三）临床表现

肝癌的临床表现多样，早期可能没有特异性症状，而中晚期的症状则较为明显。以下是肝癌的一些主要临床表现：

（1）肝区疼痛：是原发性肝癌最常见的症状之一，可能由于肿瘤迅速生长，使肝包膜张力增加所致。位于肝右叶顶部的癌肿累及横膈，则疼痛可牵涉至右肩背部。

（2）全身和消化道症状：主要表现为乏力、消瘦、食欲减退、腹胀等。部分病人可伴有恶心、呕吐、发热、腹泻等症状。

（3）肝大：肝大呈进行性，质地坚硬，边缘不规则，表面凹凸不平呈大小结节或巨块。

（4）黄疸：黄疸是中晚期肝癌的常见体征，弥漫性肝癌及胆管细胞癌最易出现黄疸。黄疸多因胆管受压或癌肿侵入胆管致胆管阻塞，亦可因肝门转移淋巴结肿大压迫胆管所致。

（5）消瘦：由于肝功能受损，消化吸收功能下降，患者可能出现体重下降。

（6）发热：部分患者可能出现发热症状，通常为低热，与乙型肝炎病毒感染者相似。

（7）转移灶症状：肿瘤转移之处有相应症状，如转移至肺可引起咳嗽、咯血；胸膜转移可引起胸痛和血性胸腔积液等。

（8）伴癌综合征：由于肿瘤本身代谢异常，进而影响机体而致内分泌或代谢异常方面的综合征，如低血糖症、红细胞增多症等。

（9）消化道症状：胃纳减退、消化不良、恶心呕吐和腹泻等因缺乏特异性而易被忽视。

（10）其他症状：晚期患者可能出现贫血、腹水、下肢水肿、皮下出血及恶病质等。

肝癌的临床表现可能因个体差异而异，且早期症状不明显，导致许多患者在诊断时已处于疾病中晚期。因此，对于有肝病背景的患者，定期体检和监测是非常重要的。

（四）辅助检查

（1）血清肿瘤标记物检测

血清甲胎蛋白（AFP）是诊断肝癌的重要指标，特异性较强。对于 AFP$\geqslant$

400 μg/L 超过 1 个月，或≥200 μg/L 持续 2 个月，排除妊娠、生殖腺胚胎源性肿瘤和活动性肝病，应该高度怀疑肝癌，并且借助于影像学检查或 B 超导引下的穿刺活检等手段来明确诊断。

血清甲胎蛋白异质体（AFP-L3）、异常凝血酶原（PIVKA II 或 DCP）和血浆游离微小核糖核酸（microRNA）也可作为肝癌早期诊断标志物，特别是对血清 AFP 阴性人群。

（2）影像学检查

超声检查（US）：超声显像具有便捷、实时、无创和无放射辐射等优势，是临床上最常用的肝脏影像学检查方法，可以早期、敏感地检出肝内占位性病变。

CT 检查：尤其是动态增强 CT，已成为肝癌诊断中的重要常规方法，能清晰显示肝癌的大小、数量、形状、边界、血供。

磁共振（MRI 或 MR）：多参数 MRI 扫描是肝脏超声和/或血清 AFP 筛查异常者明确诊断的首选影像学检查方法，对直径≤2.0 cm 肝肿瘤的检出和诊断能力优于动态增强 CT。

血管造影：数字减影血管造影（DSA）可以显示肝肿瘤血管及肝肿瘤染色，明确显示肝肿瘤数目、大小及其血供情况。

PET-CT 检查：PET-CT 融合了 CT 和 PET，可以早期发现病变、诊断疾病，对于怀疑有其他器官转移的病人，PET-CT 是很好的检查手段。

（3）肝穿刺活检

可以获得肝癌的病理学诊断依据以及了解分子标志物等情况，对于明确诊断、病理类型、判断病情、指导治疗以及评估预后都非常重要，近年来越来越多地被采用，但是也有一定的局限性和危险性。

这些检查方法各有特点，应该综合应用、优势互补、全面评估，以提高肝癌的早期发现率和诊断准确性。

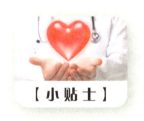
【小贴士】

社区医院可提供的服务

1. 早发现筛查：在门诊及社区途径开展重点人群早筛工作，为居民填写健康问卷，提供甲胎蛋白（AFP）初筛检测，根据问卷及初筛检查建立高危人群管理制度，每年定期随访。

2. 老年人健康体检：社区医院每年为 60 岁以上老年人提供体检服务，包括甲胎蛋白（AFP）、癌胚抗原（CEA）和糖类抗原 CA19-9 等检测，以及腹部 B 超检查、正侧位胸片、CT 筛查等。

3. 慢性肝病管理：社区医院为病毒性肝炎患者提供家庭访视和优质健康管理服务，包括转诊/转介服务、延伸处方/带量采购药物等服务，患者和家庭成员（同居住者）每年可参加由社区医院组织的健康体检、肝炎防治知识讲座/咨询，患者家庭成员（同居住者）可享受 1 次成人剂型乙肝疫苗的免费接种服务。

4. 肝癌患者随访：社区医院可以根据患者生活质量评分表制定随访周期，卡氏评分 80 分以上者，至少 12 个月随访一次；50 分以上者，至少 6 个月随访一次；50 分以下者，每个月随访一次。

5. 转诊服务：对有需求的居民社区医院可以提供预约转诊服务。

6. 康复服务：肝癌患者在治疗过程中可能会遇到身体和心理的双重压力，社区医院可以提供康复服务，如功能锻炼、营养指导、疼痛管理、心理疏导等服务，帮助患者恢复身心健康。

7. 中医治疗：中医药治疗在改善肝癌患者的症状、减少不良反应、延长生存期、提高生活质量等方面具有显著疗效。社区医院可提供中医咨询、中药治疗等服务，为患者提供个性化的治疗方案。

通过这样全面的科普，希望能够帮助大家更好地认识肝癌，社区医院可以成为肝癌防治的重要基地，为居民提供全面的健康管理服务，从而降低肝癌的发病率和死亡率。

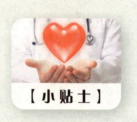
【小贴士】

1. 休息与活动：术后 3 个月内应注意休息，增加肝脏血流量，减轻肝脏负担，有利于肝脏修复和肝功能恢复。

2. 情绪管理：保持积极乐观的心态，避免过度焦虑和压力，有助于提高生活质量和治疗效果。

3. 合理饮食：饮食应以清淡、易消化为主，避免油腻、辛辣、高脂肪食物，多吃新鲜蔬菜和水果。

4. 定期复查：根据医生的建议，定期进行肝功能检查、肿瘤标志物检测、影像学检查等，以监测病情变化。

5. 合理用药：按照医嘱服用药物，包括抗病毒药物、抗肿瘤药物等，不要随意停药或更改剂量。

6. 适度运动：根据自身情况选择适当的运动方式，如散步、打太极拳等，以增强体质，促进康复。

7. 避免不良习惯：戒烟戒酒，避免接触有毒物质，减少肝脏的额外负担。

8. 心理支持：寻求家人、朋友的支持，必要时可咨询专业心理医生，以帮助处理与疾病相关的心理问题。

9. 健康教育：了解肝癌的相关知识，包括疾病特点、治疗方法、自我护理技巧等，增强自我管理能力。

10. 居家环境：保持居家环境清洁、舒适，避免感染风险。

11. 营养补充：在医生指导下进行营养补充，注意蛋白质、氨基酸的摄入，预防肝性脑病。

新虹社区卫生服务中心

"乳"此重要
——珍爱生命,远离"胸险"

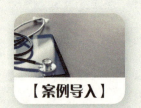

【案例导入】

张女士,45岁,平时工作繁忙,生活节奏快。去年开始,她发现自己的乳房出现无痛性肿块,但由于工作繁忙,一直未能及时就医。直到最近,她感到乳房疼痛、出现乳头溢液等症状,才急忙前往医院就诊。

经过一系列检查,张女士被诊断为乳腺癌。幸运的是,经过及时治疗和康复,她的病情得到了有效控制。这个案例提醒我们,乳腺癌的早期发现和治疗至关重要。

疾病解读

(一) 概述

乳腺癌是全球最常见的恶性肿瘤。根据世界卫生组织国际癌症研究机构(IARC)数据显示,2020年全球新增癌症人数共计1 929万,其中乳腺癌新增患者数达226万,位居肿瘤的第一位。在中国,乳腺癌亦为女性最常见的恶性肿瘤,每年新发病例数约为41.6万,占全球病例数的18.4%。一旦发现疑似症状,务必及时就医,进行专业检查。

(二) 病因

乳腺癌的发病年龄多在40~50岁,病因尚不明确,可能与下列因素有关。

(1) 内分泌因素:雌酮及雌二醇对乳腺癌有直接关系。月经初潮年龄早、绝经年龄晚、不育、不哺乳等可能增加乳腺癌的发病风险。另外,外源性激素的摄入如口服避孕药、雌激素替代治疗也是不可忽略的因素。

(2) 肥胖、营养过剩及高脂肪饮食可加强或延长雌激素对乳腺上皮细胞的刺激,从而增加发病机会。

(3) 遗传易感性:一级亲属中有乳腺癌病史者,其发病危险性是普通人群的2~3倍。

(4) 乳腺良性疾病恶变:患乳房纤维腺瘤、乳腺囊性增生病等良性乳腺疾病者有恶变可能。

(5) 环境因素和生活方式:北美、北欧地区发病率约为亚、非、拉美地区的4倍,第二、三代的移民的发病率逐渐升高。

(三) 临床表现

(1) 肿块与局部改变:早期为患侧乳房出现无痛、单发的小肿块。肿块多位于乳房外上象限,质硬,表面不光滑,与周围组织分界不清,不易推动。多为患者无意中或经体检而发现。随着肿瘤增大,侵及周围组织可引起乳房外形的改变:① 皮肤出现"橘皮样"改变;② 出现"酒窝征";③ 出现乳头改变,使乳头扁平、回缩、凹陷或溢液。

(2) 晚期表现:乳腺癌发展至晚期,可侵入胸筋膜、胸肌,癌块固定于胸壁而不易推动,可延及腋窝至背部,甚至延至对侧胸壁,使胸壁紧缩呈铠甲状,使呼吸受限,出现"铠甲癌"。有时皮肤可溃破而形成溃疡,此溃疡恶臭,易出血。

(3) 转移表现:乳腺癌淋巴转移最初多见于腋窝,肿大淋巴结质硬、无痛,可被推动,后融合成团,与皮肤或深部组织粘连。远处转移到肺、骨、肝时出现相应症状,肺转移可表现为胸痛、气急,骨转移可表现为局部疼痛,肝转移可表现为肝大。

(4) 特殊乳腺癌:有些类型乳腺癌有特殊临床表现,如乳头乳晕湿疹样癌及炎性乳腺癌等。

(四) 辅助检查

(1) X线检查:乳房钼靶X线摄片可作为乳腺癌的普查方法,是早期发现乳腺癌的最有效方法。乳腺癌时可见密度增高的肿块影,边界不规则,或呈毛刺征;有时可见钙化点,颗粒细小、密集。

(2) B型超声检查:显示肿块为实性占位病变,血流信号丰富;若有淋巴转移,可显示淋巴结数目、大小及部位。

(3) 其他检查:细针穿刺细胞学检查、空芯针穿刺与快速病理检查可明确诊断;乳头糜烂疑为湿疹样乳腺癌时,可做乳头糜烂部刮片或印片细胞学检查;乳头溢液未扪及肿块者,可做乳腺导管内视镜检查和溢液涂片细胞学检查。

（五）治疗

（1）早期乳腺癌治疗：对于早期乳腺癌患者，手术是首选治疗方法。手术后患者可以选择行辅助放疗、化疗和内分泌治疗，以降低复发的风险。此外，部分早期乳腺癌患者具备进行乳房重建手术的条件，可以在手术后进行乳房修复。

（2）原发性转移乳腺癌治疗：对于原发性转移乳腺癌患者，手术治疗仍是主要的治疗方式，术前辅助化疗可以帮助缩小肿瘤体积，提高手术治疗效果。可辅助全身治疗如化疗、靶向治疗、内分泌治疗和放疗等。

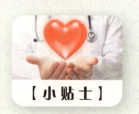
【小贴士】

社区医院可提供的乳腺癌服务

1. 筛查服务：社区医院可提供乳腺癌筛查服务，包括乳腺超声检查、乳腺磁共振检查（区医联体转诊）等。通过定期筛查，可以及早发现乳腺癌，提高治愈率。建议女性从40岁开始，每年进行一次乳腺癌筛查。

2. 妇女体检：社区医院每年会对辖区内适龄妇女开展妇女体检，对乳腺开展B超检查及手法检查等。

3. 转诊服务：对有需求的居民，社区医院可以提供预约转诊服务。

4. 康复服务：乳腺癌患者在治疗过程中，可能会面临身体和心理的双重压力。社区医院提供康复服务，如心理辅导、疼痛管理、营养指导等，帮助患者恢复身心健康。

5. 中医服务：中医在乳腺癌治疗中发挥着重要作用。社区医院可提供中医咨询、中药治疗等服务，为患者提供个性化的治疗方案，减轻症状，提高生活质量。

总之，乳腺癌的健康科普知识对于女性来说至关重要。通过了解乳腺癌的相关知识、医院可提供的服务以及日常自我保健，我们可以更好地保护自己，降低乳腺癌的风险。让我们从现在开始，关注乳腺健康，共同行动起来！

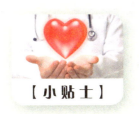
【小贴士】

1. 乳房自检：建议在月经结束后7到10天进行，此时乳腺组织相对柔软，易于触摸。选择一个安静、舒适的环境，确保光线充足，以便能清晰观察乳房的轮廓和皮肤变化。采用坐姿或仰卧位，手臂自然下垂，用指腹轻轻触摸乳房，按顺时针方向从外上象限开始检查，逐渐向内下象限移动，注意不要用指尖抓捏。检查时可以涂抹适量润肤乳液，以减少摩擦，也可以在洗澡的时候进行。自我检查时需要关注乳房是否有肿块、结节、皮肤凹陷、乳头溢液等异常表现，还需检查腋窝淋巴结是否肿大。建议每月进行一次乳房自我检查，如发现有异常，应及时就医。

2. 健康饮食：保持均衡的饮食，增加蔬菜水果的摄入，减少高脂肪、高热量食物的摄入。适当补充富含维生素D和钙的食物，如鱼类、奶制品等，有助于降低乳腺癌风险。

3. 规律运动：适度的运动可以帮助女性保持健康的体重，降低乳腺癌风险。建议每周进行至少150分钟的中等强度运动，如快走、游泳、瑜伽等。

4. 心理健康：保持积极乐观的心态，学会应对压力，有助于降低乳腺癌的风险。如有需要，可以寻求心理医生的帮助，进行心理咨询和治疗。

5. 定期检查：除了自我检查外，还应定期进行乳腺检查和乳腺X线摄影（钼靶）等医学检查，以便及时发现乳腺问题。建议女性在医生的指导下，根据年龄、家族病史等因素，制定适合自己的检查计划。

6. 乳腺癌家族史：如果家族中有乳腺癌患者，其他家庭成员应更加关注自己的乳腺健康。建议定期进行乳腺检查，并咨询医生关于遗传和筛查的建议。

7. 避免高风险因素：尽量避免一些已知的高风险因素，如长期口服激素类药物、接受胸部放疗等。如果必须使用这些药物或接受放疗，应在医生的指导下进行，并密切关注乳腺健康。

新虹社区卫生服务中心

家门口医院呵护"一老一小"

不要让"肺结节"变成您的心结

随着医疗技术的不断发展和人们健康意识的提高,肺结节这一疾病逐渐进入公众视野。面对这一可能带来未知风险的医学名词,许多人可能会感到担忧和恐慌。然而,正确的认识和科学的态度才是应对肺结节的关键。本文将带您科学理性地看待肺结节,不要让它变成您的心结。

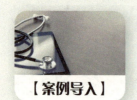
【案例导入】

张女士,52岁,公司中层管理人员

病情描述:

张女士在2年前的一次公司年度体检中,通过低剂量胸部CT检查发现肺部存在一个小结节,直径约为5 mm,位于右肺上叶。无明显咳嗽、咳痰或呼吸困难等。有抽烟史10年,每日10支。

就医过程:

在发现肺结节后,张女士立即前往当地社区医院就诊。医生详细询问了她的病史和生活习惯,并建议她进行血液检查、肿瘤标志物筛查以及更详细的胸部CT扫描。经过一系列检查,医生初步判断该结节为良性的可能性大,但仍需要定期随访观察。

治疗方案与随访:

医生为张女士制定了随访计划,建议她戒烟,并且6个月后影像随访,随后行胸部CT年度随访,以观察结节的变化。同时医生也提醒她注意保持良好的生活习惯,避免接触有害物质。

结果:

经过2年的随访观察,张女士的肺结节并未出现明显变化,直径仍保持在5 mm左右。医生认为该结节为良性的可能性大,无需特殊治疗。张女士也逐渐放下心来,继续保持着健康的生活方式和工作状态,继续每年随访。

疾病解读

（一）概述

肺结节是指影像学表现为直径≤3 cm 的局灶性、类圆形、密度增高的实性或亚实性肺部阴影。按数量分类：孤立性为单个病灶，多发性为 2 个及以上的病灶；按病灶大小分类：微小结节直径<5 mm，小结节直径为 5~10 mm，结节直径为 10~30 mm，肿块直径为>30 mm；按密度分类：实性肺结节和亚实性肺结节，后者又包含纯磨玻璃结节和部分实性结节。

（二）病因

肺结节的病因可能涉及多个方面，以下是一些常见的病因：

（1）感染：肺部感染是肺结节的常见病因之一，包括细菌、病毒、真菌或寄生虫感染。例如，肺炎、结核病、曲霉菌病等，都可能导致感染性肺结节。

（2）肿瘤：肿瘤是肺结节的一个常见病因，肺结节有时可能是早期肺癌的征兆，但也可以是其他肿瘤的结果，如淋巴瘤或转移性癌症。

（3）外伤：胸部外伤，包括肋骨骨折或创伤性损伤，有时也可能导致肺结节的形成。这些外伤可能导致肺部组织受损，进而形成结节。

（4）吸烟：长期吸烟的人群可能会对肺部造成损伤，引起肺结节。烟草中的有害物质可能对肺部产生刺激和损伤，增加肺结节的风险。

（5）环境刺激：长期生活在粉尘较多的环境中，可能会导致肺部吸入较多的粉尘，引起肺部纤维化，从而出现肺结节的情况。

（6）其他：肺结节可能还与遗传、血管问题、先天性异常等因素有关。

（三）临床表现

肺结节的临床表现因其大小、位置、性质等因素而异。一般来说，肺结节在早期常无明显症状和体征，但随着病情的发展，可能会出现以下一些临床表现：

（1）咳嗽：肺结节患者可能会出现咳嗽的症状，尤其是当结节累及肺部神经时，咳嗽可能会变得持续且反复。如果肺结节是由感染引起的，咳嗽时可能伴有脓痰。

（2）胸痛：当肺结节的病灶累及胸膜或胸壁时，会对胸膜或胸壁部位的神经造成刺激，从而产生胸痛的症状。胸痛的症状可能会随着呼吸运动和咳嗽而逐渐加重。

（3）呼吸困难：如果肺结节增长到一定程度，对大支气管造成压迫，患者可能会出现胸闷、气短、喘息、呼吸困难等症状。

(4) 其他症状:除了上述症状外,肺结节患者还可能出现乏力、发热、盗汗、食欲减退、体重减轻等症状。如果肺结节累及其他器官,如皮肤和眼部,还可能出现相应的症状,如结节性红斑、丘疹、斑疹、脱发、眼痛、视力模糊、睫状体充血等。

需要注意的是,这些症状并非肺结节所特有,也可能与其他疾病有关。因此,如果出现上述症状,应及时就医,接受专业医生的诊断和治疗。

(四) 高危人群

年龄≥40岁且具有以下任一危险因素者属于肺结节的高危人群:

(1) 吸烟≥20包年(或400年支),或曾经吸烟≥20包年(或400年支),戒烟时间<15年;

(2) 有环境或高危职业暴露史(如石棉、铍、铀、氡等接触者);

(3) 合并慢阻肺、弥漫性肺纤维化或既往有肺结核病史者;

(4) 既往罹患恶性肿瘤或有肺癌家族史者。

(五) 处理原则

对于孤立实性肺结节,8~30 mm 者需要根据实际情况评估选择连续随访、PET-CT 检查、穿刺活检或手术切除;≤8 mm 者根据是否有肺癌危险因素和结节大小进行随访,具体情况请参照图 1-7-1:

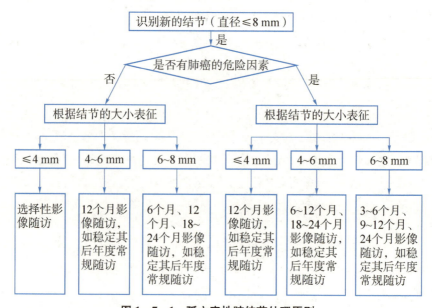

图 1-7-1 孤立实性肺结节处理原则

孤立亚实性肺结节,根据结节的分类及大小选择连续随访、PET-CT检查、穿刺活检或手术切除,具体情况请参照表1-7-1:

表1-7-1 结节类型及处理方案和注意事项

结节类型		处理推荐方案	注意事项
孤立性纯磨玻璃结节	≤5 mm	6个月影像随访,随后行胸部CT年度随访	1 mm连续薄层扫描确认为纯磨玻璃结节
	>5 mm	3个月影像随访,如果无变化,则年度常规随访	如直径>10 mm,需考虑非手术活检和(或)手术切除
孤立性部分实性结节	≤8 mm	3个月、6个月、12个月和24个月影像随访,无变化者随后转为常规年度检查	随访期间结节增大或实性成分增多,通常提示为恶性,需考虑手术切除
	>8 mm	3个月影像随访,若结节持续存在,随后建议使用PET、非手术活检和(或)手术切除进一步评估	实性成分≤8 mm的混杂性病灶不推荐PET-CT评估

多发性肺结节,根据最可疑结节进行指导处理。

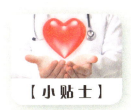
【小贴士】

社区医院可提供的服务

面对肺结节,医院提供了丰富的服务以帮助患者应对。

1. 筛查服务:针对肺结节高危人群,社区医院可提供筛查服务,包括胸部CT、胸部磁共振检查(区医联体转诊预约)等。

2. 专科服务:社区医院设有呼吸专病门诊,由经验丰富的专家坐诊,为肺结节患者制定个性化诊治方案。

3. 转诊服务:对有需求的居民,社区医院可以提供预约转诊服务。

4. 中医服务:中医在肺结节治疗中也可以发挥不可替代的作用。社区医院可提供中医咨询、中药治疗等服务,为患者提供个性化的治疗方案。

家门口医院呵护"一老一小"

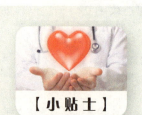
【小贴士】

除了医院的专业服务外,我们在日常生活中也可以采取一些措施来预防和应对肺结节。

首先,保持健康的生活方式至关重要。戒烟、限酒、避免长时间暴露在空气污染严重的环境中、均衡饮食、适量运动提高身体免疫力,这些都是预防肺部疾病的重要措施。

其次,保持积极乐观的心态对于应对肺结节同样重要。在面对可能的健康风险时,我们要学会调整心态,相信科学的力量和医生的专业判断。同时,我们也要关注自己的心理健康,避免过度焦虑和恐慌。

最后,定期体检是发现和预防肺结节的关键。通过定期体检,我们可以及时了解自己的身体状况,发现潜在的健康问题并及时采取措施。因此,建议大家每年至少进行一次全面的体检,以确保自己的身体健康。

总之,面对肺结节这一可能的健康隐患,我们要保持冷静,理性对待。通过科学的认识和正确的态度,我们就可以有效预防和应对这一问题,"肺结节"也就不会成为我们的心结。

新虹社区卫生服务中心

肠胃肿瘤筛查侦察兵
——大便隐血试验

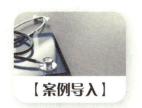

【案例导入】

患者,女,62岁,由于要做心脏DSA(血管造影)检查,入院做术前常规检查;发现大便隐血试验阳性,血红蛋白102 g/L,偶有便秘,无明显的腹痛腹泻,偶有腹胀乏力;患者父亲有结肠癌史。主治医生让该患者再次复检粪隐血,结果仍然显示阳性。医生建议患者先做肠胃镜检查,找到贫血与大便隐血阳性的病因。最后经肠胃镜及病理切片检查,确诊该名患者为升结肠癌。庆幸的是患者由于一次不经意的常规检查及早发现了癌症,得以早治疗,有了较好的预后。

一、何为大便隐血试验?

大便隐血试验(Occultblood test,OB),也称大便潜血试验,指粪便外观无明显的变化,少量的红细胞被消化分解,以致显微镜下也难以发现,需要用特定的化学检查方法才能证实的出血。成人每日消化道出血在5 mL左右,大便隐血试验即可呈阳性。出血量越多,大便隐血试验阳性指数越高,通常用"＋～＋＋＋＋"来表示出血的多少。大便隐血试验检查非常重要,是消化道疾病的"报警器",是身体的"晴雨表",通过大便隐血试验可以鉴别消化道相关疾病。

二、哪些疾病可能引起大便隐血试验阳性?

(1)消化性溃疡:消化性溃疡主要包括胃溃疡和十二指肠溃疡,约50%的消化道出血是由消化性溃疡引起的。

(2)肝硬化引起的食管胃底静脉曲张破裂出血:肝硬化引起的出血量往往比较大,可伴呕血、便血,大便隐血试验往往是强阳性"＋＋＋～＋＋＋＋"。

（3）消化道肿瘤：食管癌、胃癌、结直肠癌等消化道肿瘤在早期阶段可能没有明显症状，大便隐血试验阳性可能是唯一的异常指标。

（4）结直肠息肉：息肉黏膜表面会出现糜烂渗血，可以表现为间断性大便隐血试验阳性。

（5）其他影响因素：如食用动物血、肉、肝，铁剂（硫酸亚铁、富马酸亚铁），富含叶绿素的食物（菠菜、青菜），药物（如阿司匹林、糖皮质激素等）损伤胃黏膜等也可以出现大便隐血试验阳性。

三、哪些人需要做大便隐血试验？

（1）有家族肠胃肿瘤或肠息肉病史的人员，建议每年至少进行1～2次大便隐血试验。

（2）有结肠炎或胃炎、胃溃疡病史人群，建议每年进行1～2次大便隐血试验。

（3）45岁以上者作为重点筛查人群，建议每年至少1次大便隐血试验。

（4）出现不明原因的贫血，建议先筛查大便隐血试验。

（5）出现排便习惯的改变或粪便性状明显改变的也建议先行大便隐血试验。

（6）腹痛、长期便秘或腹泻者。

（7）习惯高脂肪、低膳食纤维的饮食，运动少、压力大的人群。

四、大便隐血试验初筛检查阳性了怎么办？

（1）如果您第一次大便隐血试验检查被告知结果为阳性，您也别太惊慌，首先可以观察排出大便的性状和颜色。如果呈柏油样，请尽快至附近的医院就诊，告诉医生您的具体情况，让医生给您进一步查找原因。

（2）大便隐血试验阳性患者一般需要复查三次，每次复查间隔3～5天，如三次复查结果中有一次及以上结果呈阳性，需引起重视，积极配合医生做进一步检查，例如通过血常规和胃肠道内窥镜查找原因，以便医生结合病情综合判断，及早确诊。如三次结果都为阴性，则可以在三个月或半年后再接受一次复查；复查结果若为阳性，则建议选择胃肠道内窥镜行进一步检查。

（3）检查的注意事项：大便隐血试验检查的前3天若过多食用肉类、动物血和某些蔬菜等，或服用铁剂等干扰试验的药物，也会导致大便隐血试验假阳性；若检查前3天服用维生素C，则会造成假阴性。因此，检查前最好素食，禁用维生素C、铁剂、铋剂等药物。月经、尿血或口鼻出血被咽下都可能造成假阳性。

（4）社区卫生服务中心可提供的相关检查和服务

目前闵行区14家社区卫生服务中心检验科均可提供相关检测项目：大便隐血OB双联检测、粪转铁蛋白、血常规、相关肠胃道肿瘤标志物等项目；还可找签约的家庭医生优先预约上级医院的内窥镜检查。

另外各社区卫生服务中心在针对高危人群"六癌"筛查项目中免费提供大便隐血试验；在社区老年体检项目中也包含此项目。

体检大便隐血试验检查是一种非常有意义的项目，通过定期进行大便隐血试验检查，可以及早发现消化道出血疾病；在临床上与消化道肿瘤关联性最强的症状就是潜血或便血，此类筛查方法也是目前比较简单、经济、无创的检查方法。大便隐血试验检查对肠胃道肿瘤早期发现有重要意义，是行之有效的早期肠胃肿瘤筛查项目。消化道肿瘤的早发现、早治疗对患者预后至关重要。

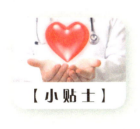
【小贴士】

1. 保持良好的饮食习惯：饮食对于消化道的健康有重要影响。应该多吃富含膳食纤维、维生素、抗氧化剂等营养素的食物，如水果、蔬菜、全谷物等；少吃或不吃含有亚硝酸盐、黄曲霉素等致癌物质或高脂高盐食物，如腌制品、油炸食品、咸菜等；少吃辛辣刺激性食物。

2. 保持适当的体重和运动：肥胖和缺乏运动都会增加消化道出血性疾病的风险，因为它们会导致代谢紊乱，如高血压、高血糖、高血脂等，这些都会损害消化道的功能和结构。

3. 饮酒和吸烟都会增加消化道出血性疾病的风险，应该尽量戒除或减少饮酒和吸烟的习惯。

建议大家通过保持健康的生活方式和习惯，降低消化道出血性疾病的发生风险，保护消化道的健康。

新虹社区卫生服务中心

宫颈癌筛查
——守护女性"生命之花",绽放美丽人生

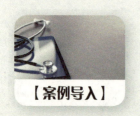

【案例导入】

李阿姨是一位勤劳善良的家庭主妇,年近五旬。几个月前,李阿姨发现自己在非经期出现了不规则的阴道流血,起初她以为是劳累所致,并未太过在意。然而,随着时间的推移,这种症状非但没有缓解,反而愈发频繁,并伴随着下腹部的轻微疼痛和阴道分泌物增多,偶尔还带有异味。意识到身体可能出现了问题,李阿姨在家人的陪同下来到了医院。经过一系列详细的检查,李阿姨被诊断为宫颈癌。

这个案例提醒我们,宫颈癌虽然听起来令人畏惧,但通过早期筛查、及时诊断和治疗,其预后可以大大改善。李阿姨的故事也鼓励着每一位女性,要重视自身健康,定期进行妇科检查,特别是宫颈癌的筛查,做到早发现、早诊断、早治疗,守护好自己的生命之花。

一、疾病解读

(一)概述

宫颈癌是仅次于乳腺癌的女性第二大恶性肿瘤,发生在子宫颈部位(子宫开口处),对女性的生活质量、健康状况构成严重威胁。在我国,由于人口基数大,每年有大量女性被诊断为宫颈癌,成为威胁女性健康的重要疾病之一。

(二)病因

宫颈癌的发生与多种因素有关,主要包括:

(1)人乳头瘤病毒(HPV)感染:HPV 是一种广泛存在于自然界中的病毒,具有传染性,主要是直接接触感染者的病变部位,或间接接触被污染的用品传播,以及性接触传播。目前已知的 150 多种 HPV 亚型,与宫颈癌发生最

相关的高危型 HPV 主要是 16 型、18 型、31 型、33 型、45 型,特别是 HPV-16 型和 HPV-18 型,约与 70% 的子宫颈浸润癌和 50% 的癌前病变直接相关。

（2）不良性行为:如过早开始性生活或有多个性伴侣等,都会增加 HPV 感染的风险,进而提升宫颈癌的发病率。

（3）其他因素:月经及分娩因素(如经期卫生不良、经期延长、早婚、早育、多产等)、长期吸烟、服用口服避孕药 8 年以上、免疫力低下(如 HIV 感染者、器官移植术后长期服用免疫抑制药物)等,均可能增加宫颈癌的发生风险。

（三）宫颈癌的早期症状

宫颈癌早期通常没有明显症状,因此容易被忽视。但随着病情发展,患者可能出现以下症状:

1. 阴道分泌物增多:稀薄似水样或米泔水样,伴有腥臭味。

2. 阴道出血:特别是接触性出血(如性生活后或妇科检查后)和绝经后阴道出血。

3. 腰腹部疼痛:随着病情进展,癌组织可能侵犯周围组织,引起疼痛。

（四）宫颈癌的筛查方法

1. 宫颈细胞学检查(TCT)

宫颈细胞学检查(TCT)是宫颈癌筛查中最常用的一种方法。医生会用一把特制的刷子在宫颈上轻轻刷取一些细胞样本,然后送到实验室进行检测。这些细胞样本会在显微镜下被仔细观察,看是否有异常变化。如果发现有异常细胞,医生会进一步进行诊断。

2. HPV 检测

HPV 检测是另一种重要的宫颈癌筛查方法。通过检测宫颈分泌物中是否存在 HPV 病毒,可以预测患宫颈癌的风险。HPV 检测具有高度的敏感性和特异性,能够准确地检测出 HPV 病毒的感染情况。如果检测结果显示存在高危型 HPV 感染,医生会建议进行更进一步的检查。

在进行 HPV 检测时,医生通常会建议同时进行宫颈细胞学检查,以提高筛查的准确性和可靠性。如果 HPV 检测结果为阳性,而宫颈细胞学检查结果正常,医生可能会建议进行更进一步的检查或定期复查。

3. 阴道镜检查

如果宫颈细胞学检查或 HPV 检测出现异常,医生可能会建议患者进行阴道镜检查。阴道镜检查是一种通过放大宫颈表面的图像来观察宫颈状况的检查方法。在阴道镜下,医生可以更清楚地看到宫颈表面的血管和上皮组织的变化,从而发现可疑的病变部位。

(五) 治疗

宫颈癌的治疗需根据病情严重程度、临床分期、患者年龄及全身状况等综合考虑,常用的治疗方法包括:

1. 手术治疗:对于早期宫颈癌,多采用广泛性子宫切除术及盆腔淋巴结清扫术。对于要求保留生育功能的患者,可考虑锥形切除后密切随访。

2. 放射治疗:作为宫颈癌的首选疗法之一,可应用于各期宫颈癌。特别是晚期或无法手术的患者,放疗尤为重要。

3. 化学药物治疗:常用于晚期或复发转移的患者,可单独使用或与其他疗法联合应用。

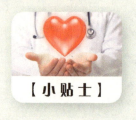
【小贴士】

社区医院可提供的宫颈癌服务

1. 宫颈癌筛查:社区卫生服务中心提供宫颈癌筛查服务,包括宫颈涂片检查(TCT)和HPV检测,帮助早期发现宫颈癌或癌前病变。对于筛查结果异常的女性,社区卫生服务中心会及时通知并提供进一步的咨询和转诊服务。

2. 转诊服务:对于需要进一步检查或治疗的女性,社区卫生服务中心会及时提供转诊服务,将其转至上级医院或专科医疗机构进行进一步诊治。

3. 后续随访:对于接受治疗的宫颈癌患者,社区卫生服务中心会定期进行随访,了解患者的恢复情况并提供必要的健康指导。

4. HPV疫苗接种:提供二价、四价、九价HPV疫苗接种服务,这是预防宫颈癌的一级预防措施。通过"健康云"平台,居民可以预约接种HPV疫苗,查询排队进度等。

5. 健康教育和宣传:定期举办宫颈癌防治的科普讲座、健康咨询等活动,邀请专家进行讲解,提高居民对宫颈癌的认识和重视程度。通过发放宣传册、海报等,向居民普及宫颈癌的预防措施、早期症状、筛查方法等相关知识。

二、如何进行宫颈癌筛查？

1. 宫颈癌筛查的"时间表"

（1）起始年龄：一般建议女性从21岁开始进行宫颈癌筛查，特别是那些已经有过性生活史的女性。如果女性有高危因素（如家族遗传史、免疫系统问题等），可能需要提前开始筛查。

（2）筛查频率：对于21～29岁的女性，建议每3年进行一次宫颈涂片检查；对于30岁以上的女性，可以选择每3年做一次宫颈涂片检查，或者每5年做一次宫颈涂片和HPV联合筛查；65岁以上的女性，如果过去10年内连续3次或以上的筛查结果均为阴性，且最近一次筛查是在过去5年内进行的，可以考虑停止筛查。但是，如果存在高危因素（如免疫功能低下、长期服用免疫抑制剂等），仍需要继续筛查。

（3）筛查时间：最佳的筛查时间通常是在月经结束后的3～7天，因为此时的阴道环境更适合收集细胞样本。同时，筛查前应避免阴道冲洗、性生活以及阴道用药，以免影响检查结果。

（4）高危人群：对于具有高危因素的女性，如免疫功能低下、过早性行为、多个性伴侣、长期吸烟、多孕多产、长期生殖道其他感染以及阴道菌群失调等，可能需要更频繁地进行宫颈癌筛查。

2. 宫颈癌筛查的注意事项

（1）饮食调理：在筛查前24小时，尽量避免进食辣椒、洋葱等刺激性较强的食物，尽量以清淡的食物为主。

（2）保持局部卫生：在筛查前24小时，应注意局部的清洁卫生，避免阴道用药。

（3）避免性生活：在筛查前的48小时内，应避免性生活、使用避孕套或使用阴道洗液等可能干扰检查结果的活动。

（4）避开月经期：如果正处于月经期，最好在月经结束后再进行宫颈癌筛查，以避免经血的干扰影响检查结果的准确性。

（5）避免使用阴道药物：在筛查前的48小时内，不要使用阴道药物，包括抗真菌药物、避孕药或其他阴道治疗药物。

（6）避免过度清洗：在进行宫颈癌筛查前，可以进行常规的外阴清洁，但避免使用含有香料或化学成分的洗液，以免对检查结果产生干扰。

（7）放松身心：在进行宫颈癌筛查时，保持身心放松非常重要。可以进行深呼吸或其他放松技巧,以减少紧张和不适感。

3. 宫颈癌筛查结果出来以后需要做什么?

(1) 未见上皮内病变细胞或恶性细胞(NILM):如果 TCT 结果正常,通常不需要立即采取行动,但应根据年龄和风险因素安排定期复查。

(2) 炎症:如果筛查结果显示有炎症,建议到医院进一步检查,医生会根据炎症类型制定治疗方案。

(3) 非典型意义的鳞状细胞或不能明确意义的不典型鳞状细胞(ASC-US):这个结果提示不确定细胞是否异常。如果伴随 HPV 阴性且无症状,可以一年后复查 TCT;如果 HPV 阳性或有症状,建议行进一步的阴道镜+宫颈活检。

(4) 非典型鳞状细胞不排除高度鳞状上皮内病变(ASC-H):建议查"高危型 HPV",并进行阴道镜+宫颈活检。

(5) 低度鳞状上皮内病变(LSIL):可能有宫颈癌前病变,建议查"高危型 HPV",并进行阴道镜+宫颈活检。

(6) 高度鳞状上皮内病变(HSIL):有可疑癌前病变细胞,建议查"高危型 HPV",尽快进行阴道镜+宫颈活检,并根据病变程度进行病变切除术。

(7) 非典型腺细胞(AGC):极有可能是癌前病变,应尽快进行阴道镜检查+宫颈活检+宫颈管搔刮术以明确诊断。

(8) HPV 检查阳性:并非所有 HPV 阳性都意味着会发展成宫颈癌。如果 HPV 检测呈高危型阳性,特别是 HPV16 或 HPV18,需要进一步评估,由医生判断是否需要治疗。

(9) TCT 结果正常但 HPV 阳性:建议进行 HPV 分型检测,并根据结果和医生建议进行后续检查或治疗。

(10) TCT 和 HPV 联合筛查结果:如果 TCT 和 HPV 检测均为阴性,通常推荐 5 年后进行联合筛查。

三、如何预防宫颈癌?

(1) 接种 HPV 疫苗:HPV 疫苗是预防宫颈癌的有效手段。疫苗可以阻止部分高危 HPV 感染,从而降低宫颈癌的风险。HPV 疫苗分为二价、四价和九价,不同的疫苗适用于不同的年龄和人群,接种前需要咨询医生。

(2) 定期进行宫颈癌筛查:宫颈癌筛查可以早期发现宫颈的异常变化,从而进行早期干预和治疗。筛查方法包括 TCT、HPV 病毒检测、阴道镜检查和宫颈活检等。建议女性从 21 岁开始,根据年龄和具体情况定期进行筛查。

(3) 健康的生活方式:保持健康的生活方式可以降低宫颈癌的风险。这包括均衡饮食、适量运动、避免吸烟和饮酒等。此外,保持心情愉悦和充足的睡眠也有助于提高免疫力。

宫颈癌筛查是我们守护"生命之花"的重要手段,通过定期宫颈癌筛查,可以及时发现并应对宫颈癌的威胁,保护自己的健康。同时,也要密切关注自己的生活方式和卫生习惯,从源头上预防宫颈癌的发生。

让我们携手关爱自己,守护"生命之花",共同绽放美丽人生!

新虹社区卫生服务中心

第二部分
儿童篇

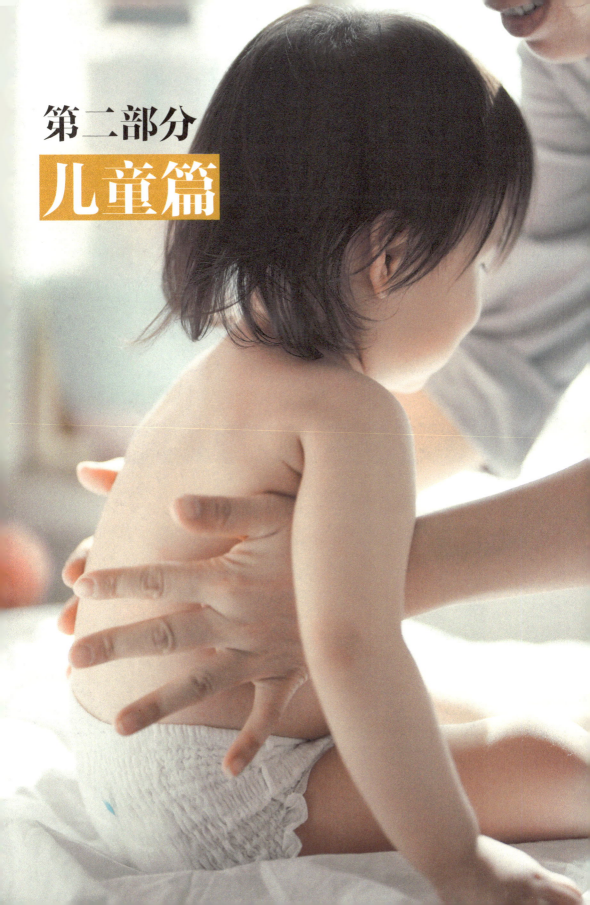

01

0~3岁婴幼儿篇

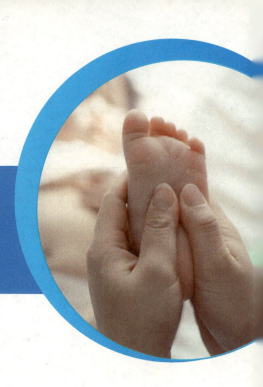

宝宝吃得好，为什么体重却一直不达标？

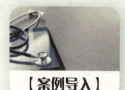

【案例导入】

嘟嘟是一个活泼开朗又聪明可爱的小男孩，每次来社区体检都很配合护士阿姨的工作，大家都很喜欢他。因为爸爸工作调动的关系，嘟嘟已经好几个月没有来体检了。礼拜一刚上班，就看见嘟嘟妈妈就已经抱着嘟嘟等在华漕社区卫生服务中心儿童保健中心的门口了，满脸焦虑。进来一问才知道：最近几个月他们回老家待了一段时间，回到乡下的嘟嘟也没有什么不适应，每天吃得挺好，也不挑食，睡得也香，但这都快大半年了，眼看其他同龄的小朋友一个个长得白白胖胖的，嘟嘟的体重却一点都没增加，看起来瘦瘦小小的，可愁坏一家人了。所以这次一回上海，嘟嘟妈妈马上就带着宝宝来医院检查了。

一、什么是体重不达标？

宝宝体重不达标是指在一定年龄段内，宝宝的体重低于同龄、同性别孩子的平均体重。这种情况可能由多种原因造成，其中最常见的包括营养不均衡和吸收不良。此外，还可能与遗传、疾病和其他因素有关。上海市 0～6 岁女童、男童体格发育五项指标评价参考值见表 2-1-1、表 2-1-2。

表 2-1-1　上海市 0～6 岁女童体格发育五项指标评价参考值（2015 年）

年龄	体重（kg）						身高（cm）					
	P3	P10	P20	P50	P80	P97	P3	P10	P20	P50	P80	P97
1月-	3.66	3.95	4.11	4.56	5.10	5.81	51.80	52.60	53.40	55.00	57.10	59.00
2-	4.70	5.00	5.20	5.68	6.30	7.15	55.50	56.30	57.15	58.70	60.50	62.60
3-	5.40	5.78	6.00	6.55	7.24	8.00	58.40	59.30	60.20	61.80	63.70	66.00
4-	6.00	6.40	6.65	7.20	7.90	8.75	60.20	61.20	62.50	64.10	66.00	68.00
5-	6.31	6.70	6.99	7.60	8.38	9.50	62.00	63.70	64.50	66.00	68.00	69.90
6-	6.60	7.00	7.30	8.05	8.84	9.90	63.80	64.90	65.80	67.80	69.50	72.10
8-	7.24	7.70	8.00	8.80	9.63	10.62	66.80	68.20	69.10	71.10	73.10	75.60
10-	7.55	8.27	8.60	9.30	10.17	11.50	68.80	70.70	71.80	74.00	75.90	78.30
12-	8.20	8.55	8.87	9.75	10.70	12.05	71.80	73.00	74.20	76.60	78.50	81.60
15-	8.50	9.10	9.48	10.35	11.38	12.66	75.10	76.70	77.80	80.20	82.50	85.70
18-	9.05	9.65	10.00	10.82	11.88	13.35	77.30	79.10	80.20	82.40	85.00	87.70
21-	9.90	10.40	10.85	11.75	12.80	14.40	80.80	82.30	83.90	86.10	88.80	92.50
2岁	10.30	10.95	11.40	12.50	13.70	15.91	83.10	85.20	86.60	89.00	92.00	95.20
2.5-	11.15	12.00	12.45	13.50	15.02	17.37	88.10	89.90	91.20	94.10	96.75	100.00
3-	12.20	13.05	13.60	14.90	16.37	19.08	92.50	95.80	95.80	98.90	101.50	106.20
3.5-	13.00	14.01	14.50	15.95	17.66	20.80	95.50	97.30	99.50	102.60	105.70	110.40
4-	13.85	14.70	15.40	17.03	18.95	23.00	98.70	100.60	102.60	106.00	109.70	114.00
4.5-	14.60	15.50	16.20	18.00	20.30	23.42	101.20	103.60	105.50	109.50	112.70	117.30
5-	15.70	16.60	17.40	19.30	21.70	25.10	105.50	108.00	110.00	113.20	116.70	121.70
5.5-	16.15	17.50	18.58	20.40	23.35	27.30	108.30	110.75	112.70	116.50	120.50	125.00
6-7岁	17.23	18.62	19.40	22.00	25.30	30.10	112.00	114.40	116.40	120.80	125.30	130.00

表 2-1-2　上海市 0～6 岁男童体格发育五项指标评价参考值（2015 年）

年龄	体重（kg）						身高（cm）					
	P3	P10	P20	P50	P80	P97	P3	P10	P20	P50	P80	P97
1月-	3.98	4.21	4.40	4.90	5.45	6.30	52.50	53.50	54.40	56.00	58.00	60.50
2-	5.00	5.35	5.65	6.19	6.77	7.80	56.40	57.50	58.50	60.30	62.00	64.00
3-	5.95	6.21	6.50	7.12	7.75	8.60	60.20	61.00	62.00	63.50	65.20	67.30
4-	6.45	6.87	7.16	7.85	8.60	9.70	62.10	63.30	64.10	66.00	67.60	69.50
5-	6.82	7.33	7.60	8.25	9.05	10.40	63.80	65.20	66.00	67.50	69.60	72.00
6-	7.28	7.70	8.01	8.80	9.70	10.85	65.50	66.50	67.70	69.50	71.20	74.00
8-	7.68	8.30	8.60	9.34	10.02	11.36	68.10	69.50	70.50	73.00	74.60	76.70
10-	8.13	8.60	9.00	9.90	10.80	11.95	70.10	71.60	73.00	75.20	77.30	79.40
12-	8.53	9.06	9.40	10.29	11.30	12.80	72.80	74.50	75.50	77.60	80.00	83.50
15-	9.20	9.80	10.14	11.10	12.01	13.25	76.50	78.20	79.50	81.40	83.60	86.90
18-	9.80	10.25	10.70	11.45	12.55	13.85	79.00	80.80	81.70	83.80	86.10	89.00
21-	10.30	10.95	11.45	12.40	13.60	15.20	81.50	83.80	85.00	87.95	90.40	93.50
2岁	11.00	11.60	12.00	13.10	14.30	16.35	85.20	86.60	88.00	90.50	93.60	97.00
2.5-	11.80	12.60	13.20	14.20	15.50	18.20	89.30	91.30	93.30	95.60	98.10	101.90
3-	12.50	13.60	14.18	15.50	17.00	20.15	93.30	95.00	96.80	99.60	102.70	107.60
3.5-	13.60	14.60	15.00	16.40	18.30	21.30	96.40	98.40	100.00	103.30	106.50	110.40
4-	14.70	15.50	16.10	17.75	19.82	23.90	100.30	102.60	104.20	107.70	110.90	115.40
4.5-	15.10	16.34	17.00	18.90	21.50	25.90	103.60	105.50	107.20	110.60	114.70	119.20
5-	15.96	17.15	18.05	20.06	23.15	29.50	105.30	108.50	110.70	114.30	118.60	123.80
5.5-	18.00	18.00	19.05	21.10	24.24	30.10	108.40	110.80	113.20	117.50	120.70	125.50
6-7岁	18.21	19.40	20.66	23.40	27.45	33.70	112.20	116.10	118.10	122.50	126.50	132.40

（资料来源：《闵行区儿童保健服务手册》）

二、常见的原因及处理意见

1. 遗传因素

宝宝平时胃口好,吃得多,却一直不长肉,可能跟遗传因素有关。比如父母或其他直系亲属当中体型都属于特别消瘦的情况,孩子受基因的影响,可能本身就属于天生瘦长的体质,光吃不长肉,但只要宝宝进食量好,就不必过于担心。

2. 饮食搭配不均衡,相对进食量不足

孩子的基本饮食应包括谷物、蔬菜、水果、肉、蛋、奶这几大类,家长应丰富孩子的饮食结构,确保获得全面均衡的营养。首先建议合理的加工方式(根据不同年龄段来安排合适性状的食物),保证每顿饭中主食的摄入量占总餐量的一半;其次合理搭配膳食结构,保证早中晚每一顿饭都既有碳水主食,又有蛋白质和蔬菜。而相对进食量不足,简单来说就是进食绝对量不够,可能是进食量不足或进食结构不合理。这里不是指某种营养素不足,而是营养素进食不够。就是宝宝看上去吃得挺多,但实际上吃的量或营养密度不够。比如长期给宝宝喝米汤、稀粥、果汁、肉汤这些,虽然看上去是吃得多了,每顿肚子都吃得鼓鼓的,但其实能量远远不够。家长应多给宝宝吃些高蛋白、脂肪含量丰富的食物。

3. 饮食习惯

家长要留意宝宝的饮食习惯,如是否挑食、偏食等。如宝宝可能存在爱吃零食,喝饮料、果汁这些糖分较高且添加剂过多的食物。对于不良的饮食习惯,家长需要及时纠正和引导。同时,家长也要注意培养宝宝定时定量的饮食习惯,避免暴饮暴食。减少零食,选择健康的零食,控制饮料的种类和数量,鼓励宝宝多喝水。

4. 消化吸收不良

在孩子生长发育过程中,家长一定不要忽略了孩子的咀嚼能力。咀嚼是消化的关键,若孩子咀嚼能力不到位,一直是囫囵吞枣式的吞咽食物,当食物性状超过咀嚼和肠胃接受能力,导致大便内有原始食物颗粒,则意味着消化不良;若大便性状良好,但排便量多,则意味着吸收不良;若以上两种情况都有,则意味着消化吸收不良。宝宝食量有限,家长应根据宝宝的年龄和体重的实际情况合理安排饮食,避免过度喂养或喂养不足。

5. 新陈代谢过快

如果孩子日常活动量很大,新陈代谢较快,消耗的能量也会相应增加,平时喜欢跑跳等剧烈运动,虽然吃了很多食物,但能量消耗却远远大于摄入,这就可能导致体重增长缓慢,出现光吃不长肉的情况。

6. 睡眠

充足的睡眠才能保证正常的生长,如果宝宝睡得过晚、睡得过少、睡眠质量差,都会影响体重的增长,家长应合理安排孩子的作息时间,避免黑白颠倒或者睡眠不足。通常小月龄的宝宝建议每天睡眠时间12～17小时;1周岁以上的宝宝建议保障夜间良好的睡眠质量和10～14个小时的总睡眠时间。最好能在晚上9点前入睡,保证每晚8小时以上的高质量睡眠时间。午睡时间一般2小时左右为宜,可根据季节和个体差异适当调整。

7. 潜在疾病

某些慢性疾病或健康状况也可能影响孩子的体重增长。比如存在过敏(急性过敏和慢性过敏),无论哪种过敏,都是一种消耗性疾病,不光会消耗孩子的生长激素,还会导致营养素的异常丢失。除此之外,贫血、佝偻病、慢性腹泻、甲状腺功能亢进症、糖尿病或慢性呼吸道感染、先天性心脏病等,均有可能增加身体的代谢率或导致营养物质的流失。

适当的户外活动可以促进孩子的身体发育和免疫力的提高,也有助于促进宝宝食欲的增加。家长可以多带孩子进行户外游戏和运动。定期体检也是了解孩子生长发育情况的重要途径。通过定期体检,家长能够及时发现孩子的生长发育情况及生长过程中可能存在的问题,可早期发现,及时干预或治疗,准确有效地给予喂养建议和指导。

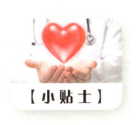

社区卫生服务中心可以为宝宝提供全面科学的健康评估,为不同月龄的儿童提供生长发育监测。通过一般体格检查,了解孩子当下的饮食习惯、营养摄入情况以及存在的营养缺乏问题,初步判断孩子体重不增长的原因,从而制定针对性的干预措施,提供个性化的营养指导,包括喂养建议、辅食制作与添加、餐次安排、睡眠照护及日常护理;同时可以为家长提供宝宝生长发育方面的咨询,为家长在育儿过程中遇到的

问题答疑解惑；鼓励家长学习营养知识，提高家庭营养水平；提供关于儿童营养、饮食、运动、心理等方面的建议，根据孩子不同的年龄、身高、体重等，制定科学的喂养计划，帮助改善孩子的不良饮食习惯；还可以为孩子提供预防疾病和干预疾病的服务，为有疾病需转诊的孩子及时转诊到上级医院，确保孩子能够得到及时有效的治疗。定期开展营养健康教育活动，向家长宣传营养知识、健康饮食观念及长期体重不增带来的危害和干预措施。同时为儿童建立健康档案，对体重不增儿童进行定期体检和监测，了解他们的生长发育情况、营养状况及健康情况。通过定期检测，及时发现和处理可能存在的问题，防止疾病的发生和发展。通过多方面的措施，共同促进宝宝的健康成长。

华漕社区卫生服务中心

宝宝动作发育慢,怎么办?

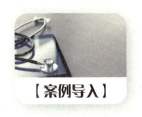

【案例导入】

甜甜是一个6月龄的女孩,非常可爱。家长带甜甜来社区进行6月龄的体检,医生在体检时发现甜甜其他方面都发育得很好,现在会"咿咿呀呀"发声,能够分清熟人和生人,能够扶着坐着,但是在动作发育方面有一点缓慢,现在还不会翻身。医生询问家长平时有没有训练宝宝翻身。家长说她没训练过宝宝翻身,以为等宝宝再大一点自己就会翻身了。家长现在非常担心,咨询医生:"现在训练翻身来得及吗?应该怎么训练宝宝翻身啊?"

有一部分家长不是很清楚宝宝每个月龄动作发育的情况,没有在相应的月龄训练宝宝的动作,导致宝宝动作发育相较同龄儿童发育缓慢,为了宝宝更好地成长,接下来让我们一起了解一下婴幼儿各个月龄动作发育的情况吧!

一、0~3岁婴幼儿的动作发育是怎样的呢?

动作发育包括大运动和精细运动。大运动是身体对大动作的控制,如抬头、坐、爬等。精细运动是指较小的运动活动,如伸手够物、握东西等。

1. 大运动

一般1个月时宝宝头部能够转向两边。2个月时宝宝可以用前臂做支撑把头抬高,头可以离开床面成45度左右,拉起宝宝时他可以将头向后仰。3个月时宝宝在俯卧时可以撑起上身,头部可以抬起约45度,仰卧状态能够转动头部,听到声音能够寻找声音的来源。4个月时宝宝可以稳定地抬头,并灵活地向两侧转动,宝宝可以扶着坐着。5个月时宝宝在侧卧状态下头部能够与上肢进行配合,带动全身转为仰卧。6个月时宝宝俯卧时可以用双手撑起上半身,同时宝宝可以熟练翻身,从俯卧转为侧卧最后再转为仰卧。7个月时宝宝可以自己坐稳,但活动范围较大时身体会向侧面倾斜失去平衡。8个月时宝宝能够坐稳,可熟练地协调颈部、躯干和手脚,进行转身,并开始学会爬行。9个月时宝宝可以用双手和双膝为支点,腰部挺直,跪着爬行,能够伸出一只手向前取物,可以扶着物体站立片刻。10~12个月宝宝能够从扶着站立逐渐学会扶着物体走路。14~15个月时宝宝能独立走得很稳。18~24个月时宝宝可以倒退着走和跑。36个月时宝宝可以两只脚交替下楼梯,可以两只脚并在一起跳。

2. 精细动作

2个月时宝宝可以看手里的物体。3个月时宝宝的手经常是呈张开的状态,但是不能随意放下手里的玩具。4个月时宝宝可以用手握东西。5个月时宝宝大拇指参与握东西,并可以抓住东西放入嘴里。6~7个月时宝宝可以独立摇摆或玩弄小物品,能够将物体从一只手转移到另一只手。8个月时宝宝可以用拇指和食指抓握物体。10个月时宝宝可以将手里的物体放掉。12个月时宝宝能全手握笔,能用拇指与食指捏比较小的物体。15个月时宝宝可以搭2~3块积木,会自己乱画。18个月时能搭3~4块积木,能几页几页地翻书,能用小线绳穿进大珠子。24个月时宝宝能搭6~7块积木,能一页一页地翻书。30个月时宝宝可以搭8~9块积木,可以模仿画水平线,可以解开衣扣。36个月时宝宝可以搭9~10块积木,模仿画圆形和十字,可以系纽扣。

二、各年龄段应该如何训练宝宝的动作呢?

婴幼儿时期进行适当的动作发育训练,可以很好地刺激骨骼、肌肉和神经的发育,让宝宝更好地成长。那么,怎样训练宝宝的动作呢?

1. 0~3个月

可以让宝宝做手指运动。家长可以把自己的手指或者安全的玩具放到宝宝的手心里,让宝宝捏紧。

2. 4~6个月

(1) 练习抬头:宝宝俯趴在垫子上,家长将枕头放到宝宝的胸前,然后用玩具吸引宝宝的注意力,让宝宝抬头,并向左向右转动。

(2) 练习坐立:家长坐在垫子上,双脚向前伸,让宝宝坐在自己的胸前,注意坐的时间不要太长。

(3) 练习翻身:在宝宝情绪好的时候,让宝宝俯趴着,家长拿一个宝宝喜欢的玩具放到宝宝碰不到的地方,要宝宝必须翻身才能拿到,开始练习的时候可以辅助宝宝进行翻身,直至宝宝可以自己翻身为止。

3. 7~12个月

（1）练习手运动：给宝宝一个拨浪鼓，让宝宝自己摇。家长教宝宝拍手，然后和宝宝一起做拍手游戏。

（2）练习爬行：让宝宝俯趴着，前面可以放宝宝喜欢的玩具，吸引宝宝用手去拿，让宝宝一步一步向前爬，如果宝宝不想爬，家长可以用手轻推宝宝的双腿，鼓励宝宝向前爬，注意爬的时间不要过长，要循序渐进。

（3）练习站立：可以让宝宝扶住栏杆或家具站立，家长用手扶住宝宝的臀部，然后逐渐减少帮助，直至家长放开手，宝宝能够站稳为止。

4. 1~3岁

（1）练习走路：准备一个大球，家长和宝宝面对面，让宝宝双手按住大球，引导宝宝慢慢推着球向前走，注意练习时场地要比较空旷，地面要平整，不要有突出的物体，以免宝宝摔倒。

（2）练习跑：家长与宝宝相对着站立，家长牵着宝宝的手，鼓励宝宝快速向前走，然后在家长的辅助下向前跑，跑的时候注意安全，注意场地要平坦宽敞。

（3）练习跳：家长可以在宝宝面前吊起一个皮球，鼓励宝宝跳起来拍球，球的高度可以逐渐提高。

（4）练习手运动：可以让宝宝玩拍水游戏，让宝宝用汤匙舀水喝，让宝宝和面玩，锻炼宝宝手的运动能力。

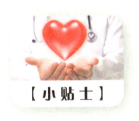

【小贴士】 在社区体检时，医生会根据宝宝的月龄对宝宝进行动作发育的检查，在宝宝1岁、2岁和3岁时还会为宝宝进行智力检查，采用DDST（丹佛发展筛选测验）对大动作、精细动作、语言、社会能力等方面进行评估，评估宝宝是否有发育迟缓。当宝宝出现动作发育迟缓时，社区的医生会针对每个宝宝的不同发育情况指导家长更好地训练宝宝的大动作和精细动作，让宝宝更好地成长。

0~3岁是儿童动作发育的重要时期，家长可以通过观察宝宝的表现，了解宝宝的发育情况，并根据社区医生提供的适当的支持和引导，让宝宝更加健康地成长。

华漕社区卫生服务中心

宝宝啥都懂，就是表达不出来，怎么办？

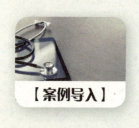

【案例导入】小东是一个2岁半的男孩，他非常聪明，对周围的事物充满好奇，能够观察并理解很多事情。然而，他在语言表达上却遇到了困难。当他想要表达自己的想法或需求时，往往只能发出一些模糊的音节，无法清晰地说话。这让小东的父母非常着急，担心他的语言发育滞后。

语言是社交互动的重要工具。观察宝宝是否愿意与他人交流，是否能够通过语言来建立和维护关系，也是判断语言发育是否正常的一个重要方面。

一、什么是语言发育迟缓？

语言发育迟缓是指儿童在发育的过程中，语言发育遵循正常顺序，但是落后于正常发育速度，未达到其相应年龄的水平。语言发育迟缓不仅仅是儿童认知水平落后的表现，还对儿童的情绪表达，个性及人际关系的发展都有所影响，甚至会导致儿童心理异常。

儿童语言发育迟缓的早期警告信号包括：

◎ 6个月对声音缺乏反应，不笑也不尖叫，表现过于安静。

◎ 9个月极少或不发"咿呀"声，不表现出高兴或生气。

◎ 12个月不用手指东西，不用身体语言，如挥手或摇头。

◎ 15个月还不会开口说第一个字，对"不"或"再见"没反应。

◎ 18个月不能保持使用至少6~10个单字，听不清楚或不能分辨不同的声音。

◎ 20个月辅音含量少于6个，不能明白简单的指令。

◎ 24个月词汇量少于50个单字，对社交没有兴趣。

◎ 36个月无法使用简单句，不熟悉的人很难听明白孩子的话。

判断宝宝的语言发育是否正常,主要基于宝宝的年龄和相应的语言发育阶段。以下是一些关键指标和观察点:

1. 发音和声音模仿

◎ 在早期阶段,宝宝会开始发出各种声音,并尝试模仿听到的声音,如咿呀学语。

◎ 随着时间的推移,他们会开始尝试发出更清晰的音节和词语。

2. 词汇量的增长

◎ 随着年龄的增长,宝宝的词汇量应该逐渐增加。他们应该能够理解和使用一些基本的词汇来描述事物和表达需求。

3. 语法和句子结构

◎ 在语言发育的后期阶段,宝宝应该开始能够形成简单的句子,并使用正确的语法结构。

4. 理解和表达

◎ 除了发音和词汇,宝宝的语言发育还包括理解和表达能力。他们应该能够理解简单的指令,并能够用语言来表达自己的需求和感受。

5. 社交互动

◎ 语言是社交互动的重要工具。观察宝宝是否愿意与他人交流,是否能够通过语言来建立和维护关系,这也是判断语言发育是否正常的一个重要方面。

二、对案例中父母的建议

1. 耐心倾听与引导

父母需要耐心倾听小东的发音,并尝试理解他想要表达的意思。同时,可以通过简单的语言或动作来引导他表达,例如指着玩具问:"你想要这个吗?"然后等待他回应。

2. 创造丰富的语言环境

多与小东交流,讲述日常生活中的事情,描述他看到的事物。还可以给他播放儿歌、故事等,以激发他的语言兴趣。

3. 鼓励模仿与练习

让小东多听、多看、多说。可以让他模仿父母的语言,或者通过游戏、互动等方式来练习发音和表达。

4. 寻求专业帮助

如果小东在一段时间内的语言发育没有明显进步,建议父母带他去医院或专业的儿童发展机构进行检查和评估。专业人士可以给出更具体的建议和治疗方案。

三、如何有效地回应宝宝的口语表达?

鼓励宝宝进行口语表达时,家长的回应方式起着至关重要的作用。以下是一些建议,帮助家长有效地回应宝宝的口语表达:

1. 积极倾听与关注

当宝宝尝试说话时,家长要全神贯注地倾听,与宝宝保持眼神接触,以表示你在认真关注他。

避免在宝宝说话时分心于其他事情,如看手机或做家务,这会给宝宝传递出他的表达不被重视的信息。

2. 重复与确认

重复宝宝说的话,这不仅能让宝宝确认自己的发音和词汇是否正确,还能加强他们的语言记忆。

确认宝宝的意图,例如:"你是想要这个玩具吗?"这样的回应可以帮助宝宝理解自己的需求和如何通过语言来表达。

3. 扩展与丰富

在宝宝的基础上扩展句子,比如宝宝说"车",家长可以回应"是的,那是一辆红色的汽车"。

提供更丰富的词汇和表达方式,帮助宝宝扩大语言范围和表达能力。

4. 鼓励与赞扬

当宝宝尝试新的词汇或句子时,及时给予赞扬和鼓励,如"你说得真好!"或"你真是个聪明的宝宝!"。

赞扬宝宝的努力而非只是结果,这能激发他们继续尝试和表达的愿望。

5. 提问与引导

通过提问来引导宝宝进一步表达,例如"你在哪里看到的汽车?"或"你喜欢什么颜色的车?"。

提供开放式的问题,鼓励宝宝思考并给出更详细的回答。

6. 耐心与理解

对于宝宝发音不清或表达不完整的情况,家长要保持耐心,并尝试理解宝宝的意图。

避免打断或纠正宝宝的发音,给他们足够的时间和机会来自我纠正和完善。

7. 示范与模仿

家长可以示范正确的发音和表达方式,供宝宝模仿和学习。

在与宝宝交流时,使用清晰、简单的语言,避免使用过于复杂的词汇或句子结构。

8. 创造语言环境

在日常生活中创造丰富的语言环境,与宝宝进行频繁的对话和互动。鼓励宝宝参与家庭活动,与其他家庭成员交流,这有助于宝宝提高口语表达能力和社交技能。

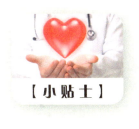
【小贴士】

在社区中,对于儿童的发展筛查是极为重要的一环。特别是针对1岁、2岁和3岁的小儿,他们的发育速度迅猛,每一个阶段都有其特定的成长标志。此时,采用小儿发育筛查量表来进行系统的评估,可以帮助家长和专业人员更好地了解孩子的成长状况。

这个量表包含了多个方面的发展评估,其中语言发育是尤为关键的一部分。对于语言发育迟缓的孩子,这个筛查能够提供有价值的线索,帮助家长更早地发现问题,从而及时寻求专业的帮助。

当评估结果显示孩子的语言发育存在迟缓时,社区的专业人员可以为家长提供一系列的指导。首先,他们会解释语言发育迟缓的可能原因,包括生理因素、环境因素等,让家长对此有一个全面的认识。通过小儿发育筛查量表的评估,社区可以为语言发育迟缓的儿童家长提供全方位的指导和支持,帮助他们更好地促进孩子的全面发展。

华漕社区卫生服务中心

宝宝老是揉眼睛，这是怎么回事呢？

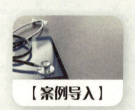

【案例导入】

小明是一个3岁的活泼小男孩，幼儿园老师发现小明经常眨眼、揉眼睛，经常需要走到黑板前很近的地方才能辨认文字，老师把这个情况告知了家长。小明的父母对此感到非常惊讶，因为在家里他似乎从未表现出看东西有困难。随后，他们带小明去了专业的儿童眼科进行了详细的眼健康筛查，结果显示小明患有轻度近视，并伴有散光。

这个案例告诉我们早期眼健康筛查的重要性。儿童在成长过程中，视力问题往往不容易被家长及时发现。专业的眼健康筛查不仅可以早期发现问题，还能及时进行干预，避免视力问题对儿童日常生活和学习造成影响。因此，建议家长定期为0～6岁的儿童进行眼健康筛查，确保他们的视力健康得到妥善的照顾和管理。

一、常见的儿童眼健康问题有哪些？

（一）眼科领域中常见的几种视觉障碍

1. 屈光不正

屈光不正是指当光线通过眼球的屈光系统（角膜和晶状体）进入眼内时，不能精确地聚焦在视网膜上，从而导致视觉模糊。主要类型包括近视、远视和散光。近视（Myopia）：光线在到达视网膜之前就已经聚焦，形成焦点，导致远处物体模糊。远视（Hyperopia）：光线在视网膜后方聚焦，使近处物体看起来模糊。散光（Astigmatism）：由于角膜或晶状体形状的不规则，导致光线在多个点聚焦，影响视线清晰度。

2. 斜视

斜视是由眼外肌功能不协调引起的，一只眼睛无法与另一只眼睛保持正常的对齐和协同运动。斜视的眼睛可能向内转（内斜视）、向外转（外斜视）、向上或向下偏移，这种不正常的眼位可能是持续存在的或间歇出现的，严重时可能导致视觉混叠或双重影像。

3. 弱视

弱视是一种视觉发育障碍，其中一只眼睛的视觉功能未能正常发育，与另一只眼睛相比，视力显著下降。这种情况通常发生在儿童，可能由于持续的屈光不正、斜视或两眼之间的视力差异未得到及时矫正。如果不进行早期干预，弱视可能导致永久性视觉损失。

儿童眼健康筛查是一系列专门设计的检查程序，用于评估和识别 0～6 岁儿童在视力和眼部健康方面可能存在的问题。这些筛查旨在早期发现视觉障碍，包括屈光不正、斜视、弱视等，以便及时进行干预治疗，优化儿童的视觉发展。

（二）儿童眼健康筛查分类

1. 新生儿视力筛查

通常在出生后不久进行，主要检查有无先天性眼病如白内障、眼底病变等。这类筛查对于早期识别和治疗某些可能影响儿童终身视力的重大眼病至关重要。

2. 幼儿定期视力检查

随着儿童年龄的增长，定期的视力检查成为必需，主要包括屈光筛查和视力检查。这类检查帮助监测儿童的视力发展，及早发现近视、远视或散光等常见视觉问题。

3. 斜视和弱视筛查

专门针对斜视和弱视的筛查，通常通过简单的视力测试和眼部对光反应进行观察。早期识别和治疗斜视和弱视对于防止视力永久损失极为重要。

4. 眼部健康检查

包括对眼睑、泪腺及眼球等外部结构的检查，以及通过眼底检查评估视网膜健康状况。这些检查有助于发现可能影响视力的眼部疾病或异常。

通过这些分类，家长和医疗专业人员能够确保儿童在关键的成长阶段接受适当的视力和眼部健康评估，为其提供视觉上的健康成长环境。

二、专业建议及筛查服务

(一) 0~6岁儿童进行有效的眼健康筛查的专业建议

1. 定期检查

建议从出生后的第一个月开始进行眼健康检查,并根据儿童的年龄和健康状况遵循计划定期检查。通常应在1个月、2个月、6个月、1岁、2岁、3岁时进行眼健康检查,进入幼儿园后每年进行屈光筛查以及视力检查。

2. 选择合适的筛查方法

对于不同年龄段的儿童,应选择适当的筛查技术和方法。例如,幼儿周岁时使用伟伦筛查仪进行屈光筛查,3周岁使用国际对数视力表检查视力等。

3. 专业人员的参与

眼健康筛查应由训练有素的专业人员进行,如儿童眼科医生、专业的视光师或经过特别培训的护理人员。这些专业人员不仅能准确进行筛查,还能提供必要的医疗建议或治疗方案。

4. 家长教育

加强对家长的教育,让他们了解视力筛查的重要性,认识到及早发现并治疗眼部问题的重要性。提供给家长关于如何观察儿童可能的视觉问题的指导,如频繁眨眼、揉眼睛、视线不集中等症状。

5. 跟进与干预

筛查后,对于发现有视觉问题的儿童,应及时进行跟进,并根据具体情况制定个性化的干预计划。确保及时治疗和适当的视觉矫正,以支持儿童的视觉发展和总体健康。

遵循这些专业建议,可以大大提高儿童眼健康筛查的有效性,帮助儿童维持良好的视觉健康。

(二) 社区可以针对不同年龄段的儿童提供多样化的眼健康筛查服务

1. 新生儿期(1个月)

在社区卫生服务中心提供新生儿眼部健康检查。检查内容包括眼外观和眼病高位评估,重点是筛查先天性眼病如白内障、眼底异常等。这些检查通常由儿童眼科医生进行,确保及早发现并处理视觉问题。

2. 婴儿期（1岁前）

在社区卫生服务中心分别对2月龄、6月龄的婴儿进行眼外观检查、红球试验、红光反射、瞬目反射、光照反射、遮盖试验等，这些检查确保及早发现婴儿期可能发生的各种眼健康问题。

3. 幼儿期（1岁至3岁）

在这个阶段，社区为1岁、2岁、3岁幼儿进行眼外观检查、红光反射、屈光筛查、视力检查、遮盖试验、眼球运动检查等，通过各年龄段相对应的检查项目来检测幼儿视力发展情况。此外，也会定期举行家长教育活动，以增强家长对儿童视力发展重要性的认识。

4. 学龄前儿童（3岁至6岁）

随着儿童逐渐长大，社区对于学龄前儿童每年提供视力检查和屈光筛查，及时发现儿童的远视、近视和散光等问题。此外，斜视和弱视的筛查也是这一阶段的重点，以及提供相应的矫正措施和干预方案。

通过在社区层面提供这些服务，可以确保儿童在关键的成长阶段接受到适当的眼健康筛查，从而预防和及时处理可能的视觉问题，为儿童的健康视力发育提供坚实的基础。

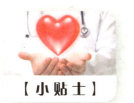

儿童眼健康筛查的重要性和必要性不容忽视。视力是儿童学习和发展的基石之一。通过早期筛查，可以及时发现并处理视力问题，如近视、远视、斜视及弱视等，避免这些问题对儿童的学习能力和日常生活造成长期影响。定期的眼健康筛查可以帮助监测儿童视力的发育，确保及早干预，促进儿童的整体健康和发展。因此，家长和社区应共同努力，为儿童提供必要的眼健康筛查服务，保障每个孩子都能享有健康的视觉未来。

华漕社区卫生服务中心

婴幼儿疫苗接种小提示

预防接种是儿童健康成长的重要环节,它能有效预防多种传染病的发生。然而,在预防接种门诊中,家长们常常会有很多疑问,比如:该选哪种疫苗?付费疫苗可以不接种吗?宝宝生病了能接种疫苗吗?延迟接种有影响吗?由于门诊时间所限医生们往往不能详细做解答。今天,我们就一起来了解一下婴幼儿疫苗接种常识,以帮助家长们更好地理解疫苗接种的重要性和注意事项。

一、常见问题

1. 疫苗选择

家长们常问及该选择哪种疫苗,是否所有疫苗都是必须接种的。免疫规划类疫苗由政府免费提供,而非免疫规划类疫苗则需要自费,家长们可以根据实际情况和医生的建议进行选择。

2. 付费疫苗

家长们关心付费疫苗是否可以不接种,以及自费疫苗与免费疫苗的区别。自费疫苗虽然不是强制性的,但它们能够提供额外的保护,家长们应根据儿童的健康状况和医生的建议决定是否接种。

3. 生病时能否接种

宝宝生病时是否可以接种疫苗,生病对接种是否有影响?一般来说,如果儿童有发热、严重感染或其他严重疾病,应暂缓接种,待病情稳定后再进行。

4. 接种时间

家长们也关心延迟接种疫苗是否会对宝宝的健康产生影响。虽然建议按照预约日期接种,但在某些情况下,如儿童生病或其他不可抗力因素,适当延迟接种是可以接受的,但应尽快补种。

二、专业建议及政策要求

（一）预防接种政策

1. 疫苗分类

疫苗分为免疫规划类疫苗和非免疫规划类疫苗。免疫规划类疫苗由政府免费提供接种，非免疫规划类疫苗由公民自费并且自愿受种。

2. 接种制度

国家实行有计划的预防接种制度，公民应当依照政府的规定受种免疫规划类疫苗。这一制度旨在通过集体免疫，减少传染病的传播，保护儿童和整个社区的健康。

3. 接种证的重要性

每次接种时必须携带预防接种证，并按预约日期及时接种。医务人员凭证接种，每次接种后在证上做接种记录。接种证是个人接种记录的有效证明，在入托、入园、入学时需要验证。在办理出国手续时，许多国家也要求提供接种证明。请妥善保管本证。

4. 接种环境

儿童是预防接种的主要对象。为保持良好的接种环境和秩序，儿童接种时的随行人员不宜超过2名。过多的随行人员可能会干扰接种流程，影响其他儿童的接种。

5. 新生儿接种

在本市医院产科出生的儿童，医院为其发放接种证，并接种第1剂乙肝疫苗和结核疫苗（卡介苗）。儿童满月时，监护人应携带接种证到居住地所属的社区卫生服务中心接种门诊办理后续预防接种手续并接种第2剂乙肝疫苗。办理后续接种手续时需提供出生证明和户口本。

6. 外地儿童

如果儿童从外地迁入本市，请在1周内主动到居住地的社区卫生服务中心接种门诊办理预防接种手续。这对于确保儿童能够及时接种疫苗，维持免疫规划的连续性至关重要。

（二）预防接种常见问题解答

1. 到哪里可以接种疫苗？

除了新生儿出生后在产院接种乙肝疫苗第1剂和卡介苗外，儿童和成人通常在居住地附近的社区卫生服务中心或乡镇卫生院的接种门诊接种。卡介苗和狂犬病疫苗分别到各区县指定机构接种。无论何种户籍或国籍，任何在上海居住者均享受与上海市户籍居民同等的预防接种服务。如需更换接种单位，持预防接种证直接到目的地接种单位接种即可。

2. 自费疫苗有必要接种吗？

疫苗的自费和免费，并非科学上有差异，而是管理上有区别。无论接种自费或免费疫苗，都能预防疾病。从预防疾病的角度，自费疫苗可以提供更广泛的保护，同样值得接种。

3. 进口疫苗是不是比国产疫苗好？

评价疫苗好不好，至少有三个指标：安全性、有效性和价格。前两者属于质量指标，每一批疫苗均经过权威部门检定合格上市，质量都能达到国家标准。在达到相同的质量标准的前提下，进口疫苗的价格更贵。

4. 我要带孩子回老家住一段时间，是否可以在老家继续接种？

可以，但必须带好预防接种证，以让当地医生了解既往接种情况安排后续接种并做好记录。全国免费疫苗的接种程序基本相同，自费疫苗可略有不同，具体情况可以向当地医生咨询。

5. 接种后发热或局部肿痛是怎么回事？该怎么办？

接种后发热（一般腋温＜38.5℃或口温＜39℃）或局部红肿是常见的不良反应，可以通过多喝水和局部热敷的方式缓解（卡介苗引起的硬结不能热敷），通常1~2天后可自行恢复。红肿部位还可以将马铃薯切成薄片敷贴。如果情况变得严重，则应及时通知接种单位，并去医疗机构做对症处理。

6. 宝宝因为生病错过了预约的接种日期，能推迟接种吗？

可以。推迟接种本身不会降低人体对疫苗的应答效果，但推迟期间人体可能没有足够的免疫力，会增加患病风险。因此，预防接种应尽量按预约日期进行，遇到特殊情况的可以推迟，但不能提前。推迟接种的期限，并无限制，也不必因推迟而把之前接种的剂次重新接种一遍。

7. 宝宝打了卡介苗之后没有反应怎么办？

接种卡介苗后 2 周左右，多数人局部可出现红肿浸润，随后化脓，可形成小溃疡；局部红肿或硬结时避免热敷，8~12 周后结痂痊愈。不是每个人接种卡介苗后都会出现上述反应，上述反应亦与接种效果无关，无反应者不需要复种卡介苗。

8. 现在有点咳嗽、流鼻涕，但没有发热，能接种吗？

世界卫生组织认为咳嗽、流鼻涕和轻度发热不是预防接种的禁忌。在身体有点不适的情况下，没有必要一定按照预约日期去接种，可以等身体完全康复后再接种。

9. 宝宝接种后有点感冒，吃过感冒药和抗生素，要紧吗？

只有影响免疫功能的药品才有可能影响接种，这类药品包括皮质激素、某些抗肿瘤药等。普通治疗流涕、咳嗽、发热、腹泻的药品，包括抗生素都不会影响接种。食物更不会影响接种，所以不用忌口。

10. 宝宝为过敏体质，能不能接种？

过敏反应有轻有重，真正因疫苗引起的严重过敏反应的较罕见。相对于不接种的患病风险，接种的获益更大。过敏体质者接种后可加强观察，如果有过敏表现，可以及时对症治疗，一般不会对健康有影响（也不影响接种效果）。接种后发生严重过敏反应者，一般应避免再次接种相同的疫苗。

11. 接种不同厂家的同种疫苗会有问题吗？

一般情况下，建议使用同一厂家的疫苗完成标准接种程序的所有剂次。如果因为各种原因造成无法继续接种原厂家的疫苗，可以换其他厂家的同种疫苗替代。

12. 听说麻疹疫苗和乙脑疫苗一起接种反应大，能否分开接种？

如无特殊理由，建议多种疫苗同时接种。目前并无证据表明两种或多种疫苗同时接种会增加不良反应风险。

（三）预防接种安全须知

以下情况暂缓或不宜接种：

（1）接种部位有严重皮炎、牛皮癣、湿疹及化脓性皮肤病者。

（2）发热＞37.5℃者（发热可能是流感、麻疹等急性传染病的早期症状，此时接种可能会加重病情，并可能发生偶合事件）。

(3) 有严重心肝肾疾病和结核病者。

(4) 神经系统疾病者,如癫痫、脑发育不全。

(5) 重度营养不良、严重佝偻病、先天性免疫缺陷者。

(6) 有哮喘、荨麻疹等过敏体质者(可能对疫苗的某些成分过敏)。

(7) 罹患说明书中规定的禁忌证者。

(四) 接种后注意事项

(1) 接种后应在接种单位的留观区域留观30分钟,以便及时发现并处理可能出现的不良反应。

(2) 接种后应多休息,多饮水,注意注射局部的清洁,以防局部感染。

(3) 接种后如有发热、局部红肿疼痛等反应,除对症处理外还应及时告知接种单位医生做好相关记录。极个别人可能会出现中高热(>38.5℃)或持续发热数日或出现其他更严重的情况,应及时去医院就诊,以防延误病情。

(4) 到目前为止,任何疫苗的保护效果都不能达到100%。少数人接种后未产生保护力,或者仍然发病,这与疫苗本身特性和受种者个人体质有关。

(5) 如果怀疑发生预防接种不良反应,请向接种单位进行报告,以便及时采取相应措施。

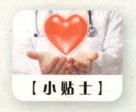
【小贴士】

社区卫生服务中心预防接种门诊是值得家长们信赖的疫苗接种点。家长们可以通过咨询电话了解更多关于疫苗接种的信息和建议。儿童是预防接种的主要对象,家长们应充分认识到疫苗接种的重要性,积极配合社区卫生服务中心的工作,为孩子们的健康成长提供保障。同时,社区服务中心也会不断优化服务,提高疫苗接种的质量和效率,让家长们更加放心。

华漕社区卫生服务中心

02 4~6岁幼儿篇

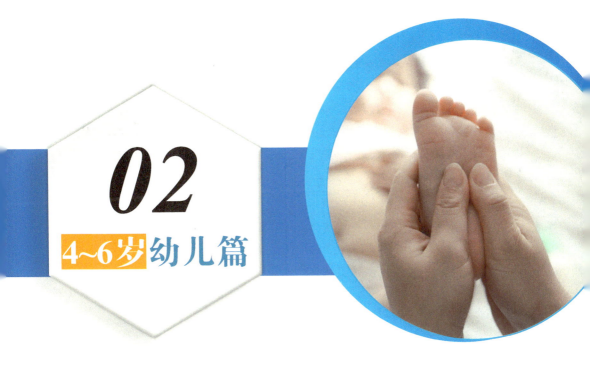

幼儿营养性疾病背后的秘密

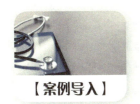

【案例导入】

一位社区儿科医生的自述：在儿科门诊的日常工作中，医生们时常接触到两类特殊的小患者："小胖墩"和"小豆芽"。"小胖墩"，活泼可爱，却常常因为体重问题而苦恼；"小豆芽"，虽然身材纤细，但因为营养摄入不足而让家人担忧。

这两类孩子的情况，让我们不禁思考：营养性疾病究竟是如何影响儿童的成长的？

一、幼儿期有哪些营养性疾病？

营养不良是一个涵盖了多个方面的健康问题，包括营养不足（消瘦、发育迟缓、低体重）、维生素或矿物质缺乏、超重、肥胖以及由此导致的饮食相关非传染性疾病，也就是营养性疾病。它们大多源于饮食不当或营养不均衡。比如超重和肥胖，就是因为摄入的热量超过了身体需要的能量，多余的能量就变成了脂肪堆积起来。而低体重和消瘦，则可能是因为摄入的营养不足，身体无法正常生长和发育。

1. 超重和肥胖

指一个人的身高别体重过重。异常或过多的脂肪积累会损害健康。

超重和肥胖通常可以用身高别体重指数（BMI）进行分类。其界定方式是以一个人的体重千克数除以其身高米数的平方（即千克/平方米）。在成年人中，超重定义为 BMI 等于或高于 24，而肥胖为 BMI 等于或高于 28。在儿童和青少年中，超重和肥胖的 BMI 阈值因年龄而异。

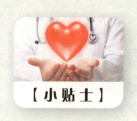
【小贴士】

使用 BMI 进行儿童超重及肥胖的诊断：BMI 为第 91.0 百分位数＋1.34 个标准差（SDs）时为超重，BMI 为第 98.0 百分位数＋2.05 SDs 时为肥胖（轻度），BMI 为第 99.6 百分位数＋2.68 SDs 时为肥胖（中度）。需要注意的是：对于 BMI 低于第 91.0 百分位数的儿童及青少年，由于可能合并向心性肥胖，故应综合判断其是否为正常体重。（2）使用 WHtR 进行向心性肥胖的评估，WHtR 为 0.40～0.49 时无向心性肥胖危险，WHtR 为 0.50～0.59 时向心性肥胖发生风险增加，WHtR≥0.60 时为高风险。需要注意的是：由于儿童及青少年的身体构成与成人存在差异，且有动态的生长发育过程，超重及肥胖的评估需要多维度的动态观察。因此，结合儿童和青少年的年龄段、体重、BMI、WHtR 进行综合评估更为准确。

2. 消瘦（身高别体重低）

通常显示为近期体重严重减轻，而导致体重减轻的原因是没有足够的食物可吃和/或患有感染性腹泻等传染病。中度或重度消瘦的年幼儿童面临更高死亡风险，但可以进行治疗。

3. 发育迟缓（年龄别身高低）

这是长期或反复营养不足的结果，通常与社会经济条件差、孕产妇健康和营养欠佳、频繁生病和/或婴幼儿早期喂养和护理不当有关。发育迟缓会阻碍儿童发挥其身体和认知潜力。

4. 体重不足("低体重",年龄别体重低)

体重不足的儿童可能会发育迟缓、消瘦或两者兼有。

5. 贫血

依据细胞计量学可分为大细胞性贫血、正常细胞性贫血及小细胞低色素性贫血。现阶段儿童期间最常发生的营养性贫血,是小细胞低色素性贫血(缺铁性贫血,IDA),它是由于机体对铁的需求和供给失衡,导致体内铁贮存耗尽,继而红细胞中的铁缺乏,导致血红蛋白合成减少,进而影响氧气的运输能力。由于铁元素是红细胞中血红蛋白的关键组成部分,铁的缺乏直接导致血红蛋白水平的降低,从而影响全身的氧气供应。儿童时期因为身体在快速成长,对铁的需求量相对较大。缺铁不仅影响造血功能,还可能妨碍儿童的身体发育和智力发展。在儿童早期阶段,大脑发育迅速,铁缺乏可能导致认知功能受损,甚至影响学习能力和行为发展。

二、饮食建议

那么,怎样才能预防和改善这些营养性疾病呢?我们需要采取不同的饮食策略。

1. 超重、肥胖

建议控制总热量摄入,减少高热量、高脂肪食物的摄入,增加蔬菜和水果的摄入量。同时,鼓励孩子进行适量的运动,以帮助保持健康的体重。

2. 消瘦、发育迟缓、低体重

要增加营养摄入,尤其是富含蛋白质和脂肪的食物,如牛奶、鸡蛋、鱼肉等。同时,要避免挑食、偏食,保证食物的多样化,让身体获得全面的营养。

3. 缺铁性贫血

学龄前儿童主要由于挑食、偏食、拒食或膳食不均衡引起,并且以隐性缺铁多见,缺铁程度较轻。

(1) 优先选择富含高生物利用度铁的动物性食物(如瘦肉、动物肝、动物血),以提供充足的铁源;

(2) 摄入富含维生素 C 的食物(如柑橘、菠萝、西兰花、番茄等),促进铁的吸收;

（3）采用适当的烹饪方法（如蒸、炖），以保留食物中的铁质；

（4）避免同时摄入干扰铁吸收的食物，如奶制品和富含钙的食物，以及减少茶和咖啡的摄入；

（5）确保饮食均衡，提供充足的蛋白质、维生素和其他矿物质，以支持身体的全面发展；

（6）保持规律的饮食时间，有助于促进铁的吸收和整体消化吸收系统的稳定运作。

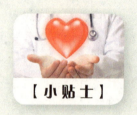

【小贴士】

除了家庭内的饮食调整，社区的入园体检服务也扮演着重要的角色。请各位家长根据辖区内各幼儿园指定体检日期携带幼儿至社区卫生服务中心进行体检。

体检所需材料：① 闵行区统一自费就诊卡；② 预防接种本；③ 户口本；④ 出生证明；⑤ 母亲身份证；⑥ 托幼机构发放的体检预约单。

体检项目：① 测量（身高、体重、头围、胸围）；② 一般检查（内科检查）；③ 听力；④ 屈光筛查；⑤ 视力检查；⑥ 血常规及尿常规。

华漕社区卫生服务中心

幼儿视力下降就是近视吗?

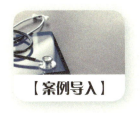

【案例导入】作为社区眼防医生,我们每年进校园开展视力筛查和屈光检查,发现越来越多的视力低下的儿童,一旦发现异常就会及时下发复诊信息给家长。小欣爸爸收到了社区医院下发的幼儿园初筛复诊单,上面写着"裸眼视力下降",小欣爸爸一看很着急,赶紧到眼科门诊来检查:"医生,我家孩子怎么视力下降了,是近视了吗?"眼科医生看了复诊单,并且做了一系列检查,结果显示视力下降的原因是散光。其实近视只是视力不良的原因之一,幼儿时期有不同的视力不良情况,主要是屈光不正。今天带大家科学认识孩子的视力和常见的视力不良原因——屈光不正。

一、什么是视力?

4~6岁是儿童视力发育的关键时期,这个阶段的儿童容易受到外界的干扰,发生屈光不正。认识屈光不正之前,先来了解我们的视力情况。

视力:又称视觉分辨力,是眼睛能够分辨的外界两个物点间最小距离的能力。视力是随着屈光系统和视网膜发育逐渐发育成熟的,0~6岁是儿童视力发育的关键期,新生儿出生仅有光感,1岁视力一般可达4.3(标准对数视力表,下同),2岁视力一般可达4.6以上,3岁视力一般可达4.7以上,4岁视力一般可达4.8以上,5岁及以上视力一般可达4.9以上。

视力包括裸眼视力和矫正视力。裸眼视力又称未矫正视力,指未经任何光学镜片矫正所测得的视力,包括裸眼远视力和裸眼近视力;矫正视力指用光学镜片矫正后所测得的视力,包括远距矫正视力和近距矫正视力。

屈光通常指的是眼睛如何通过角膜和晶状体的折射作用来聚焦光线,使图像清晰地投射到视网膜上。如果眼睛的屈光系统不能正确地聚焦光线，就会导致视力问题。

二、屈光不正的类型及造成的影响

1. 屈光不正的类型

屈光不正是指眼睛在聚焦光线时出现问题，导致视物模糊不清。这种情况通常是由于眼球的屈光系统（包括角膜、晶状体、房水、玻璃体）形状不规则或者眼轴长度不正常造成的。屈光不正主要包括以下几种类型：

（1）近视（Myopia）：最常见的屈光不正即远处物体看起来模糊，而近处物体看起来清晰。这是由于眼轴过长或者角膜和晶状体屈光力过强，导致光线聚焦在视网膜前方。

（2）远视（Hyperopia）：近处物体看起来模糊，而远处物体看起来相对清晰。这通常是因为眼轴过短或者角膜和晶状体屈光力不足，导致光线聚焦在视网膜后方。

（3）散光（Astigmatism）：由于角膜或晶状体形状不规则，导致光线不能在同一点上聚焦，使得视物出现变形或模糊。散光患者常常感觉视物有重影。

（4）屈光参差（Anisometropia）：指的是两只眼睛的屈光度存在显著差异，通常是由于一只眼睛的角膜或晶状体与另一只眼睛相比有较大的不规则性。双眼球镜度（远视、近视）差值超过 1.50 D 或双眼柱镜度（散光）差值超过 1.00 D。

2. 屈光不正造成的影响

儿童屈光不正如果没有得到及时的诊断和治疗，可能会带来一系列的危害，影响孩子的视力发展和生活质量。具体包括：

（1）视力下降：屈光不正会导致视物模糊，影响孩子的学习和日常生活。

（2）弱视：屈光不正，特别是高度屈光不正双眼高度远视（≥5.00 D）或散光（≥2.00 D），或屈光参差，可能导致弱视，即在没有明显眼部器质性病变的情况下，视力难以通过普通的屈光矫正达到正常水平（视力水平 4.9）。弱视应早发现早治疗，有望恢复到正常矫正视力，但如果直到青少年或成年时才发现弱视，治疗就相当困难了。

（3）双眼视觉功能障碍：屈光不正可能影响双眼的协调和立体视觉，导致双眼单视功能丧失。

（4）斜视：屈光不正尤其是远视或散光，可能导致斜视，即眼睛无法同时对准同一个目标。

（5）视疲劳：由于眼睛需要过度调节以看清物体，长时间下来可能导致眼睛疲劳。

（6）长期影响：如果屈光不正未被及时纠正，可能会导致永久性视力损害，特别是在儿童视觉发育的关键期。

三、如何科学预防屈光不正？

预防屈光不正的关键在于保持良好的用眼习惯和生活方式，以下是一些具体的预防措施：

（1）定期检查：为孩子定期进行视力及屈光检查，尤其是学龄前儿童，以便及时发现问题并采取措施。

（2）保持正确用眼姿势：确保孩子在阅读或写作时保持正确的坐姿，书本与眼睛的距离应保持在 30 cm 左右。

（3）充足照明：在充足且柔和的光线下阅读，避免在强光或昏暗环境下用眼。

（4）限制连续用眼时间：学习或阅读一段时间后，应适当休息、远眺或进行眼部运动，以缓解视力疲劳。牢记 20-20-20 法则。

（5）增加户外活动：鼓励孩子多进行户外活动，增加眼睛接触自然光和视远物的机会，有助于预防屈光不正。

（6）控制使用电子屏幕时间：减少孩子看电视、玩电子游戏和使用电脑、手机等电子设备的时间。

（7）均衡饮食：保证孩子获得均衡的营养，包括对眼睛健康有益的维生素和矿物质。

（8）做眼保健操：鼓励孩子定期做眼保健操，帮助放松眼肌，预防眼部疲劳。

（9）家长监督与引导：家长应积极监督孩子的用眼习惯，并引导他们形成良好的用眼行为。

家门口医院呵护 "一老一小"

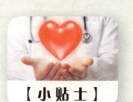
【小贴士】

社区卫生服务中心每年开展幼儿园屈光检查和视力检查,以便及时发现并处理幼儿潜在的视力问题。同时提供眼科门诊服务,为儿童复诊提供家门口的服务。

社区卫生服务中心为儿童视力健康不断努力,每年进园开展视力和屈光筛查,对于筛查异常儿童,发放复诊单,督促家长及时复查。作为定点复诊医院,社区卫生服务中心提供眼科检查包括裸眼视力、戴镜视力、验光结果、球镜、柱镜、SE、眼轴、角膜曲率、眼轴/轴率比;同时为儿童提供门诊个案记录手册,进行儿童近视风险评估,出具个体化评估报告(具体包括综合评估、客观检查、风险评估、干预指导),指导家长能够连续性观察和保护儿童的视力健康。

华漕社区卫生服务中心

守护微笑——儿童口腔健康全攻略

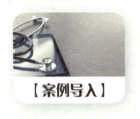
【案例导入】

在一次幼儿园健康体检中,爷爷带着4岁的童童来做健康体检,在检查过程中,医生发现童童的牙齿上有一些小黑点,并告诉爷爷童童需要注意一下口腔卫生,有蛀牙的早期表现。回家一定要早晚刷两次牙,平时少吃甜食、少喝甜饮料,并且需要定期去医院检查牙齿。爷爷听完摆摆手说:"这么小的孩子刷什么牙,没事的,我们那个年代都没有这种说法的。"

很多4~6岁的孩子患有口腔疾病,最多的问题就是患有龋齿。这些孩子大部分都有一些共性,分别是爱吃甜食、不爱刷牙以及没有定期进行口腔检查等。如果发现了这样的孩子,社区医生总是会劝导家长及时带孩子去专业的口腔科做一下口腔检查,不能小看龋齿。然而很多家长却不以为然,认为孩子马上就要换牙了,等到换牙时,这些坏牙自然就没有了。

那么事实真的是这样吗?我们到底该怎么保护这些4~6岁孩子们的口腔健康呢?

一、乳牙期牙齿保健

乳牙,是人萌生的第一组牙,一共20颗,上下各10颗。人一生将会有两副牙列,第一副牙列从出生后6个月左右开始萌出,至2岁半左右20颗乳牙全部萌出。乳恒牙替换期从6岁左右开始,直至12~13岁乳牙被第二副牙列恒牙所替代。此时若因疾患或外伤致脱落后再无牙替代。

虽然乳牙很快会离我们而去,但它的作用可不小,它们能够辅助儿童发音防止表达不清受到打击、利于咀嚼便于营养吸收、是恒牙萌出前的"空间维持器"、促进颚骨正常发育以协调颜面美观避免儿童自卑而不敢社交。所以为了儿童能够露出自信的笑容,重视乳牙的健康是首要任务。在众多4～6岁儿童口腔疾病中,最常见的便是龋病。

龋病是牙体硬组织在细菌为主的多种因素作用下发生的慢性进行性破坏的一种疾病,表现为牙体的脱矿、着色、龋洞等。龋病需要及时治疗,如任其发展,不及时治疗,可导致牙髓炎、根尖周炎、骨髓炎和乳牙间隙的变化,甚至可能引起远隔器官的疾病。

龋病的发生主要是以下四种因素共同作用,分别是宿主和牙齿、微生物、食物及时间。

（1）宿主和牙齿:儿童的牙齿发育得好,龋病发生的概率就低。如果儿童牙齿排列不整齐、相邻牙齿排列拥挤或重叠就会增加龋病的发生。牙颌畸形的产生因素可能是父母遗传、母亲妊娠期服用药物、儿童吃的食物过于细软缺乏咀嚼、口腔不良习惯（例如吮指习惯等）、乳牙期及替牙期的局部障碍（例如乳牙早失或乳牙滞留等）。除了牙齿,唾液是牙齿的外环境,其含有的碳酸氢盐,具有缓存酸的功能,具有抗龋的作用。

（2）微生物:致龋的微生物有很多,常见的有变形链球菌和乳酸杆菌。这些细菌和唾液中的黏蛋白以及食物残渣混合后会在牙齿上形成牙菌斑。细菌产酸能力较强,可造成牙齿脱矿、溶解,最终形成龋病。

（3）食物:尤其是含糖较多的食物,进食后,细菌利用食物中的糖产生有机酸,造成釉质脱矿,破坏牙体。

（4）时间:龋病的发生是一个慢性过程,从菌斑形成到牙质脱矿再到龋洞,龋齿的形成需要一定的时间。

一副健康的牙齿表面应该是完整有光泽的。那么根据龋病患者牙体组织的破坏程度不同,龋齿可分为三型,分别是浅龋、中龋和深龋。浅龋表现为牙齿表面出现黄褐色斑点,一般无龋洞。中龋表现为形成浅层龋洞,对冷、热、甜、酸较为敏感,但乳牙疼痛表现不明显。深龋则对外界刺激更敏感,龋洞更大。若此时不及时治疗,会引起牙髓炎、根尖周炎及骨髓炎等。

二、口腔保健指导

那么在了解了龋病后,具体针对这些4～6岁孩子们的龋病该怎么预防和治疗呢?

（1）最直接有效的控制牙菌斑的方法就是刷牙和使用牙线。刷牙的工具有牙刷和牙膏,牙刷应根据年龄选择相应的尺寸,刷毛不宜过软,否则会降低清洁力,刷头经过磨圆处理,牙刷柄长度合适。定期更换牙刷,一般建议 3 个月更换一次。牙膏应选择含氟牙膏,中华口腔医学会推荐的含氟剂量为 $500\sim1\,100$ mg/kg。$3\sim6$ 岁儿童,牙膏推荐用量为豌豆大小并使用圆弧刷牙法刷牙。刷牙频率为每日至少 2 次,以 3 次为宜,即养成早、中、晚各一次的刷牙习惯,每次刷牙 3 分钟。进食后也可以通过漱口起到一定程度清洁口腔的作用。使用牙线和牙间隙刷也能有效去除食物残渣。

(2) 健康的饮食也能一定程度减少龋病的发生。控制或避免食用细软甜食,例如糕点、糖果、果汁、碳酸饮料等,临睡前避免吃零食,不可吃太多过于坚硬的食物。应多摄入富含钙等无机盐营养食物,尽可能食用高膳食纤维粗糙食物。

(3) 定期涂氟。由于乳牙尚不成熟,容易受到细菌侵蚀,涂氟就相当于在牙齿表面涂一层氟化物,是一种简单、经济且有效的防龋手段。牙齿涂氟有两个主要好处,一是增加牙釉质对酸的抵抗力,避免脱矿;二是增加牙釉质的矿化程度。涂氟的过程很快,不疼不痒,儿童较易接受,通常建议一年至少给儿童涂 2 次氟。

(4) 窝沟封闭。在儿童乳牙和年轻恒牙萌出后,牙齿表面存在许多凹陷,这就是"窝沟",为了不让细菌隐藏在窝沟上引起窝沟龋,医生会在窝沟处涂一层树脂材料来隔绝细菌侵蚀,这就是窝沟封闭。一般乳牙的磨牙可以在 $3\sim5$ 岁进行,"六龄牙"在 $6\sim7$ 岁进行,"第二恒磨牙"在 $12\sim13$ 岁进行。

(5) 诊治错颌畸形。存在错颌畸形的患儿应尽早去专科医院矫治,治疗前首先应去除病因例如拔除多生牙,纠正不良口腔习惯等。一般 12 岁左右是错颌矫治的最佳时期。

(6) 防止牙外伤,儿童活动时应相对安全,戴上保护装置,若出现牙外伤应第一时间看专科医生。

(7) 定期的口腔检查是必要的。

龋病早期治疗尤为重要。对于没有侵犯牙髓的龋坏,治疗方案可采取"充填治疗",也就是俗称的"补牙";对于已经波及牙髓的龋坏,如果感染较局限,可采取"牙髓切断术",即保留健康牙髓,去除感染牙髓;如牙齿出现肿痛,炎症广泛,则需要进行"根管治疗"。

家门口医院呵护"一老一小"

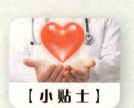
【小贴士】

口腔健康是儿童身心健康的重要标志,社区卫生服务中心通过组织社会和学校教育活动,促使儿童接受口腔健康知识,学习正确的刷牙方法、降低或消除影响口腔健康的危险因素,建立有利于口腔健康的行为和生活方式。我们的社区医生每学期还会进入幼儿园开展学生口腔健康普查,建立口腔档案,并根据个人情况进行涂氟操作。如果个别学生有严重口腔问题会建议学生家长带孩子去专业机构复查。

各位家长,为了孩子们能露出自信的笑容,要重视孩子的口腔健康,定期带孩子到社区卫生服务中心或者其他专业机构进行口腔检查,防止儿童龋病的发生影响孩子的健康。

华漕社区卫生服务中心

幼儿意外伤害真的只是意外吗？

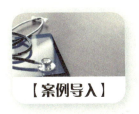

【案例导入】

在常规门诊时,进来了一个手臂打着石膏的宝宝,原来是他自己在家里玩耍时,不小心摔倒在地。由于妈妈刚拖过地,地面湿滑且地面较硬,宝宝在摔倒时用手臂支撑身体,导致他的左侧手臂骨折。当时家长就发现宝宝的手臂已经不能动弹,他们立即将宝宝送往医院,医生为宝宝进行了复位和固定治疗,并建议家长在接下来的几周内要注意孩子的活动限制和定期复查。我们在新闻媒体以及日常生活中经常会听到、看到幼儿意外伤害的发生,那这些常见的伤害真的只是意外吗？我们该如何降低其发生的概率？当意外发生时我们家长应当如何正确处理来减轻意外带来的伤害？

首先我们来了解一下什么是幼儿意外伤害。意外伤害是指外来的、突发的、非本意的、非疾病的事件导致身体受到的伤害。

一、幼儿意外伤害的特点

近年来幼儿意外伤害发生率有上升趋势,与幼儿年幼无知、好奇,自身防卫、处理能力差有关。幼儿意外伤害是可以预防的,一旦意外发生,迅速、正确处理,抢救成功率高。

40%以上的幼儿意外伤害发生在家中,所以家长的有效看护尤为重要。

幼儿常见的意外伤害有:跌倒、跌落、碰伤、扭伤、割伤、交通事故、烧烫伤等,男孩的意外伤害发生率要大于女孩。

幼儿意外伤害常发生的场所有:家里、学校/幼儿园、街道/公路等。

二、怎样才能有效降低意外伤害的发生？

1. 首先要做好安全教育

孩子父母及监护人要建立安全习惯。如与婴幼儿分床、分被睡；忌婴儿含乳头睡；教育儿童学会自身保护，不爬高、不玩火、不吃不熟悉的东西（野果、野蘑菇）、不和陌生人说话、不吃别人的东西，训练其应变能力（火场脱险）；合理保管化学制剂和药品，工具、危险物品妥善保管和安放。

2. 注意游泳及交通安全

教育孩子水火不留情，浴缸不放水（10 cm 深即可淹死婴儿），洗衣机边不放凳（防小儿栽入），注意周围环境安全（水沟、粪坑、河滩、池塘）；注意交通安全，父母以身作则（红灯停，绿灯行，行人走横道线……）等。

3. 安全教育方式多元化

儿保门诊安全教育宣传，通过广场咨询、新闻媒体传播、报纸、小册子、宣传画等传媒宣传，开展经验交流会。父母亲身体会，儿童自编、自导、自演或通过游戏进行安全教育，还可以开展安全知识竞赛、健康热线、家访等多渠道宣传安全教育。

4. 家庭意外伤害的有效预防

（1）宝宝在家里活动时：如地板、窗户、楼梯口、阳台、取暖设备应备有围栏（高 1.1 m，栅距 9 cm，中间无横档），桌椅角应钝圆，电插座安装在 1.8 m 以上（或加安全盖），不用台布，地上不放热水瓶。宝宝要远离热水瓶、油锅、粥锅、汤锅、家用电器（电熨斗）。火柴、打火机、刀、剪刀等锐器应放在小儿接触不到的地方。

（2）较大婴幼儿：注意避免食物（瓜子、花生、果冻等）、果核、纽扣、硬币、笔套等异物吸入气管。尖锐玩具（包括筷子等），会掉色的，有毒塑料，有毒有害填充物，易燃、易爆（烟花、鞭炮）等不能入口。远离厨房、开水、热粥、汤钵、油锅、电熨斗，年长儿不玩火柴、煤气、鞭炮等。药物及其他化学用品（厕所、厨房等各种清洁剂、有机杀虫剂、农药等）均应上锁或放在高处橱柜内；内服、外用药分开。

三、室内硬件配置的安全设置

1. 婴儿床

床架隔条之间距离不能超过 6 cm，调位卡锁保证质量，防止意外松开，床远离灯座、悬垂电线,床远离窗户、电扇、取暖器。

2. 浴室内

浴缸、淋浴间铺上橡皮防滑垫,电器不能接触到水,浴室中各种清洁剂放置在孩子够不到的地方,电源插座都有安全盖,使用塑料漱口杯和皂盒,不用玻璃制品,确保浴室门锁不会将自己反锁在里面,绝对不把宝宝独自留在水中(即使10 cm深的水也会溺死孩子!他们不会把头抬出水面),洗完澡马上放掉水。

3. 客厅

桌布下垂部分应固定在桌面下,不让孩子能抓到(用桌垫较安全),不使用摇晃不稳的落地台灯。确保地上和宝宝可以够得到的地方没有比口小的物品,以防吸入造成窒息(如别针、纽扣等)。

① 不应有尖角的家具;

② 酒柜应上锁;

③ 电源插座应有安全盖;

④ 在孩子眼睛高度水平的玻璃门上应粘贴印花图案,以防孩子撞伤;

⑤ 阳台门、窗应关上;

⑥ 靠窗不放桌椅,阳台上不堆放物品,防止孩子爬高摔出。

4. 厨房

① 与客厅连接处应有阻挡物,挡住孩子进入;

② 刀子和其他锐器放入柜中;

③ 应防止孩子触摸到电饭锅、微波炉等的插座;

④ 煤气灶应有特种开关;

⑤ 汤锅、粥锅应妥贴安放。

5. 室内绿化

① 不宜作为室内绿化的花卉:杜鹃花、天堂鸟、蓖麻子、风信子、曼陀罗、紫丁香、万年青、牵牛花、水仙和百合花等;

② 没有毒性的植物为:竹子、康乃馨、蒲公英、玫瑰、含羞草、郁金香和菊花等,不让孩子抓、碰盆土、肥料,以防误食。

6. 宠物

① 孩子年幼时家里最好不养宠物;

② 如果养了,不要过于亲密;

③ 如果孩子为过敏体质(如哮喘)家里不应养宠物;

④ 养宠物的家庭应注意禁止与宠物一起睡,宝宝摇篮加网罩保护,防止宝宝触碰动物的食盘,防跳蚤;鱼缸、鸟笼、松鼠笼等放在宝宝够不到的地方,绝对不可让宝宝来逗宠物玩,不让宝宝喂食宠物。

7. 触电预防:不让会引起触电的部件出现在孩子的视线内。

① 去除悬挂的电线,即使只有1根,也会激起宝宝去扯、拉的欲念;

② 不用的插座都加上插座盖;

③ 电器盒不应有裂缝;

④ 所有的插座前面都摆放家具;

⑤ 电线用保护板遮起来,不让孩子拉、扯、咀嚼或被电线绊倒;

⑥ 了解电闸的方位,以便紧急时关闭电闸。

8. 闪电、雷击的预防

(1) 户外

① 待在车内,关好车窗;

② 不要待在露台、候车亭、树下或空旷处;

③ 尽可能找室内躲避;

④ 远离池塘、湖水等与水相连地带;

⑤ 至少等雷声、闪电消失半小时后才能到室外。

(2) 室内

① 孩子应远离房门和窗户;

② 不要使用电话;

③ 关闭电脑、电视及其他电器,并远离它们;

④ 避免与水管接触,不要洗澡或淋浴。

9. 创伤的处理

① 冷开水清洗伤口,清除可见的异物后用0.5%碘酒消毒,再用红汞或用邦迪包扎;

② 出血多时,先用消毒棉垫加压,然后转院,途中抬高患肢;

③ 头、肘、踝如有血肿,先冷敷,48小时后热敷;

④ 复合伤(四肢、头、内脏),保留断离指、趾、牙齿(用消毒巾包好)带去医院再植。

10. 骨折:四肢骨折多见。

① 用夹板(竹竿、木棍、雨伞)固定上下各一个关节;

② 开放性骨折用消毒棉垫创口加压包扎以止血后再上夹板;

③ 注意绷带的松紧；

④ 运送过程中注意患儿的全身情况(警惕休克)。

11. 脱位：多见的为肩、肘、桡骨头半脱位。

① 立即用三角巾适当固定转送医院；

② 受伤转送前禁食，复位时一般要上麻醉，防止呕吐。

12. 鼻出血外伤处理

① 半卧体位，让小儿安静、勿惊慌；

② 蘸1‰麻黄素或0.05‰肾上腺素消毒棉球填入出血侧鼻翼；

③ 鼻根部冷敷，数分钟即可止血，止血数分钟后取出棉球；

④ 经上述处理后仍出血不止应及时去医院针对处理。

13. 异物

① 鼻腔异物：异物较小者可用力擤出或用棉花、纸捻刺激使其打喷嚏将异物喷出，异物大者需转送医院；

② 外耳道异物：用镊子夹出或用3％双氧水冲，侧转头向病侧单脚跳使异物落出；

③ 小虫进入耳内：用手电光诱虫爬出或滴入75％酒精、消毒麻油将虫杀死后用3％双氧水冲或用镊子夹出；

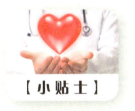
【小贴士】

如果异物越弄越往里，应及时转送医院，以防损伤鼓膜。

④ 眼异物：立即点眼药水冲或用冷开水翻眼皮冲洗角膜上异物，可用蘸生理盐水的棉签轻巧擦拭，要注意防止损伤角膜，必要时转院；

⑤ 咽部异物：表现为不吞咽时不痛，多见为鱼刺，应去医院，不可用吞饭团的土方法来治疗。

14. 烧伤、烫伤的急救处理

烧伤、烫伤是指开水、油、蒸汽、热汤、热粥、火焰、腐蚀性化学物质、放射线、电击伤引起的皮肤和组织损伤，小儿以烧伤、烫伤多见。

烧伤、烫伤的紧急处理：

① 火焰烧伤应迅速撤离火场，扑灭身上的火焰，就地打滚，用棉被、毯子覆盖，隔绝空气而灭火；

② 热水、粥、汤引起的烫伤应立即脱去(或剪掉)热液浸透的衣袜；

③ 立即用冷水冲 20～30 分钟可止痛、减轻组织损伤，小面积烫伤可涂上万花油、五树油，一周后自愈；

④ 烫伤面积大者用清洁被单保护创面，立即到医院进一步处理，不随便涂酱油、紫药水；

⑤ 不挑破水泡(到医院由医师处理)。

15. 毒虫蜇(咬伤)毒素

一般昆虫如蚂蚁咬伤局部涂 3% 氨水或清凉油后涂苯海拉明油膏，如是蜈蚣、蝎子蜇后先拔除或刮除毒刺，再进行上述处理。

① 毒蛇、毒蜘蛛咬伤应近端结扎(动脉可过、静脉不准回，过 15～20 分钟放松一次，每次 2～3 分钟，然后再扎紧)，限制肌肉活动，应抬着送医院，死蛇带去医院以辨认毒蛇种类，寻找相应的抗蛇毒血清；

② 大黄蜂、大胡蜂刺伤可引起过敏性休克，应及时就医。

16. 宠物咬(抓)伤

15% 需治疗，注射破伤风抗毒血清、狂犬病疫苗，伤口须处理。

17. 蟾蜍中毒

蟾酥入眼，应用清水或生理盐水冲洗后点抗菌眼药水，因量大会致抽搐、昏迷、呼吸衰竭，故应及时送医院。

18. 溺水的急救

清理呼吸道，倒出积水，心肺复苏，转院。

19. 中毒的处理

常见中毒的有食物、有毒植物、药物、化学品(农药、清洁剂)中毒等。急救：立即清除毒物(清洗皮肤，催吐，洗胃，一氧化碳中毒开门窗)，即喝冷开水或牛奶 200 mL 或生蛋清 4 个刺激咽后壁催吐后送医院(带上药瓶、说明书)。

20. 预防食物中毒

应抓好食堂卫生监督检查工作以防止集体食物中毒。不吃发芽马铃薯，四季豆应炒熟，豆浆(自制)煮开，鉴别毒菇。

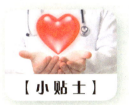
【小贴士】

喉、气管支气管异物：表现为剧烈呛咳、喘鸣、声嘶、呼吸困难、发紫、窒息甚至死亡（见于吸入花生、豆子、笔套、果冻、硬币和瓜子等），如为固体可试用海姆立克急救法；如为液体或油类，将小儿倒提、拍背有效。

（1）拍背法：俯卧，患儿胸紧贴在急救者的膝盖上，用掌根部拍击患儿双肩胛骨之间的脊椎部位，有时异物会咯出。

（2）推腹法：患儿仰卧，急救者用左手放在患儿脐部与肋骨之间的腹壁上，右手置于左手上加压（像人工呼吸一样）并向胸部方向滑动，以增加胸腔压力，有时推压数次，也可使异物咯出。支气管异物只有1‰～4‰能咳出，一般均应立即送医院，在麻醉后用支气管镜取异物，不可耽误。

华漕社区卫生服务中心

家门口医院呵护"一老一小"

幼儿为何一上学就容易生病?

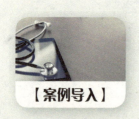
【案例导入】

新手妈妈苏女士又带小宝来我们儿科门诊了,她家宝宝才4岁,今年已经来了好几次了。她说:"隔三岔五,只要有点天气变化、吹点风就流鼻涕、咳嗽,晚上甚至咳嗽得整个人都抖起来,特别地揪心。不咳嗽特别可爱,一咳嗽我比他还难受,这才几岁,吃的药比奶粉还多了!医生,有没有什么增强体质的补药?"这是儿科门诊经常遇到的。

实际上4~6岁儿童的确是生病感冒的重灾区,作为新手妈妈们,这个时间段必然是最煎熬的一段,仅次于亲自辅导功课,这里需要掌握一定的健康技巧。

一、反复感冒不反常

4~6岁儿童反复生病,医学上称为反复呼吸道感染(recurrent respiratory tract infection,RRTI)。这是指一年内上呼吸道感染(鼻、咽、喉)或下呼吸道(气管、支气管、肺部)感染次数频繁,超过一定范围的呼吸道感染。

表2-2-1 反复呼吸道感染

年龄(岁)	上呼吸道(鼻、咽、喉)	下呼吸道(气管、支气管、肺)
0~2	7次	3次
3~5	6次	2次
≥6	5次	2次

来源:《全国少儿呼吸病学术会议关于修订RRTIs判断标准》

发现自家儿童某段时间反复感冒生病的爸妈们,需要注意一下,小于6岁如果一年内上呼吸道感染(鼻、咽、喉)≥5次或者下呼吸道感染(气管、支气管、肺部)≥2次,应及时到医院咨询检查原因。

RRTI的疾病种类包括病毒感染如流感、诺如病毒;细菌性感染包括百日咳、肺炎球菌;支原体感染如支原体肺炎等,这些疾病是由病原体和体质多种因素综合导致,身体免疫力、生活方式及环境等都是影响因素。发病大多是学龄前儿童,RRTI在学龄前儿童群体内发生率大于20%,每个小区都存在,发病率非常高。若治疗不当,会进一步发展为哮喘、心肌炎、肾炎等,严重威胁患儿的生长发育及生命健康。

二、儿童呼吸道感染原因

(1) 免疫功能发育不完善。年龄越小的儿童,其肺功能及机体免疫功能发育越不完善,体内抗体比成人少,皮肤黏膜容易破损,身体系统和器官都未成熟稳定,因此病原体能更轻易入侵呼吸道等部位而引起不同程度的感染。

(2) 营养摄入不足。儿童生长发育迅速,这需要大量的营养物质补充,而挑食会导致儿童营养和能量摄入不均衡,严重影响其正常生长发育。同时身体营养不良会造成免疫功能产生问题,引起儿童免疫功能下降,更易发生呼吸道感染,尤其是下呼吸道(气管、支气管、肺)感染,引起支气管炎、肺炎。

(3) 微量元素缺乏。铁、锌、碘等微量元素的缺乏会影响儿童的生长发育,并降低其免疫功能。挑食会导致微量元素缺乏,这也是发生RRTI的重要危险因素。

(4) 吃过多零食。零食营养成分与主食不同,且含添加剂多。吃过多零食,会严重影响儿童主食的摄入,加剧儿童肥胖或者营养不良状态,降低对疾病的抵抗力,导致RRTI发生风险增加。研究表明营养不良、肥胖均是RRTI的危险因素。

(5) 成人吸烟对儿童呼吸道感染影响很大。吸烟与多种呼吸系统疾病息息相关,而被动吸烟也会对机体造成一定损伤,烟草中尼古丁会导致血液高凝状态,使机体血流速度减慢,流量减少,从而使机体处于慢性缺氧状态,这对学龄前儿童,尤其是年龄偏小儿童的呼吸功能影响更大。

(6) 环境原因。由于学校里孩子比较多,聚集人群密度远远大于小区,病原体种类和密度都大大增加,反复近距离接触方便了传染病的传播。

(7) 生活习惯养成问题。在学校期间,孩子手互相接触的地方多,幼儿进食喜欢用手抓,如不注意饮食卫生,未养成饭前洗手习惯,容易导致疾病产生。

三、预防建议

（1）强化免疫

儿童免疫功能低下，父母需要加强孩子身体的免疫功能：

① 按时到社区医院免疫接种，完成免疫流程，在冬春季天气易骤变的阶段，到社区医院加强接种流感、肺炎等疫苗，加强儿童免疫能力，提前防范呼吸道传染病感染。

② 多带孩子参加户外阳光下的运动，尽量选择空气清新的郊外活动，能有效提高孩子免疫力，可降低孩子上学期间患病风险和增加远视力储备，预防近视。

（2）增加营养的摄入量，均衡营养，养成不挑食的习惯。蔬菜和水果中含有丰富的维生素及膳食纤维，能加快人体新陈代谢，可促进废物及毒素的排泄，提高孩子身体的抗病能力。

（3）定期适量补充微量元素，可以通过丰富饮食品种和挑选适合儿童年龄阶段的奶制品等手段补充。

（4）个人饮食卫生养成。养成饭前便后洗手习惯，餐后漱口，早晚按时刷牙，学习正确的刷牙习惯，餐后漱口，做好口腔卫生，不要吃掉在地上的食物，避免用手抓食物进食的习惯。

（5）减少儿童摄入零食的量和种类，可以加强、丰富主食摄入，同时摄入健康零食。减少甜食摄入。

（6）避免儿童接触二手烟，远离吸烟场所。

（7）学校、家庭注意每天定期开窗通风，每次通风时间不少于 30 分钟。通风可以有效降低室内二氧化碳和有害气体浓度，降低空气中细菌密度，降低传染病风险。

（8）加强个人防病意识，不随地吐痰，打喷嚏时用手肘捂住口鼻，去人口集中区域注意佩戴口罩。

（9）注意补充水分，养成儿童定期喝水的习惯。建议 4～6 岁儿童每日饮水量 800 mL（表 2-2-2）。

表 2-2-2　儿童每日饮水量推荐表

年龄(岁)	每天饮水量(mL)	
	男孩	女孩
4～6	800	800
7～10	1 000	1 000
11～13	1 300	1 100
14～17	1 400	1 200

(根据《中国居民膳食指南》《中国学龄前儿童平衡膳食宝塔》《中国学龄儿童膳食指南》建议。)

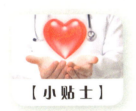
【小贴士】

儿童防生病,家庭和学校是最主要的场所,社区服务也至关重要。在幼儿期,计划免疫是防止传染病发生的最直接有效的方法;儿童保健体检可以有效检查儿童体型发育健康程度;定期儿童口腔检查可以有效预防龋齿。这些家门口能做到的检查措施,对预防儿童反复生病至关重要。

社区卫生服务中心校园医生,定期到学校开展健康指导,对易生病儿童重点关注,加强个人卫生指导和防病个性化指导。家长如果发现孩子经常感冒生病,建议到社区医院定期做健康体检和查询免疫相关疫苗。防病于未病,呵护儿童健康成长。

华漕社区卫生服务中心

03 学生健康篇

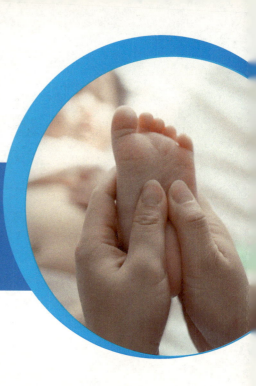

学生常见疾病

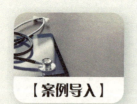

【案例导入】

古美社区卫生服务中心在辖区内学校进行学生体检时,经社区医院医生脊柱健康筛查出某初中生存在脊柱异常,医生初步判定该学生存在一定程度的脊柱侧弯。随后古美社区卫生服务中心通过学校向家长发放脊柱侧弯复诊单,建议家长尽快带孩子前往正规的医疗机构进行复查以明确诊断。同时,复旦大学附属儿科医院骨科开放脊柱专病就诊绿色通道,家长根据社区医院发放的复诊单填写预约复诊时间,并完善学生个人信息后反馈给学校老师,经社区卫生服务中心反馈复诊单相关信息后,复旦大学附属儿科医院联系了该学生家长预约就诊。通过全脊柱 X 线片诊断结果显示，该学生 T1-T5 左侧凸，Cobb 13°，Risser 4 级，该生随后接受了治疗，并能正常参加学校的教学活动。家长在这一过程中加强了与学校之间关于孩子健康问题的沟通，提高了对孩子健康的关注和重视程度。社区卫生服务中心通过学校向家长发放学生常见病复诊单，并帮助开通学生就诊的绿色通道，为家长节约了时间成本，并在疾病早期对学生进行干预，帮助学生实现预防疾病，早诊断、早治疗，以降低学生常见病造成严重的疾病负担。

一、脊柱异常

脊柱侧弯又称脊柱侧凸，是指脊柱节段中一个或多个向侧方向弯曲同时伴有椎体旋转的空间三维畸形，包括冠状位、矢状位和轴位上的序列异常。脊柱侧弯以中小学生为高发人群，我国中小学生脊柱侧弯患病率约为 3%。其中以特发性脊柱侧弯最为常见，占总数的 75%~85%，根据发病年龄不同，可分成婴儿型（0~3 岁）、少年型（4~10 岁）、青少年型（10 岁以上至骨骼发育成熟之间）三类，其中又以青少年型最为常见，好发于 10~16 岁的青少年，以女生多见，青春期生长高峰期容易进展。轻度的脊柱侧弯通常没有明显的不适，外观上也看不到明显的躯体畸形。较重的脊柱侧弯则会影响儿童青少年的生长发育，使身体变形，不仅会影响患者外观，还会影响心肺功能，导致背部疼痛或生活质量降低等问题，严重者可能累及脊髓，甚至造成瘫痪。轻度的脊柱侧弯可以选择观察，进行运动治疗或物理治疗，严重者则需要进行手术治疗。脊柱侧凸是危害青少年和儿童的常见疾病，关键是要早发现、早治疗。

为加强儿童青少年脊柱弯曲异常的预防控制工作，2021 年国家卫生健康委疾控局发布了《儿童青少年脊柱弯曲异常防控技术指南》以指导规范、科学地开展儿童青少年脊柱弯曲异常的流行病学调查、筛查及防控工作。脊柱弯曲异常的基本概念和分类包括：脊柱弯曲异常；脊柱侧弯；脊柱前后弯曲异常；姿态不良。国际脊柱侧凸研究学会对其量化，采用 Cobb 法评估标准站立拍摄的全脊柱正位"X"线片，临床上通常将 Cobb 角≥10°定义为脊柱侧弯。结合躯干旋转角度（Angle of Trunk Rotation，ATR）进行评估。ATR 是评估椎体旋转及一侧肋骨抬起畸形程度的重要参数，需要通过前屈试验下借助躯干旋转测量仪进行量化，ATR 的大小与脊柱侧弯的严重程度呈正相关。

我们应当重视定期开展学生常见病筛查,做好儿童青少年脊柱弯曲异常筛查等学校体检工作,以及学生脊柱健康监测工作,早期发现影响儿童青少年脊柱健康的高危因素,及时转诊与及早矫治,保护和促进儿童青少年脊柱的正常发育。针对脊柱弯曲异常患病率较高的中小学校的学生,应开展常规的专业化脊柱弯曲异常筛查和学生脊柱健康教育工作,对于早期发现可疑脊柱弯曲异常的儿童青少年,及时转诊与尽早矫治。同时,我们还要促进学生健康生活方式的养成,保持良好的坐姿、站姿和睡姿;合理安排学习和运动时间,避免长时间连续学习,每隔一段时间要起身活动一下,缓解脊柱压力;保证充足的睡眠时间,有助于脊柱的恢复和生长;定期进行简单的伸展运动,多参加体育活动,进行体育锻炼,放松肌肉和关节;保证营养充足,促进肌肉和骨骼正常发育。培养和督促儿童青少年养成健康的生活方式,使其建立保护脊柱的良好行为。

二、超重、肥胖和营养不良

中小学时期是中小学生体格、智力发育和行为习惯形成的关键时期。这个时期的营养、膳食是否充足均衡,良好的饮食习惯是否能够形成,关乎学生个人一生的健康和发展。近年来,研究发现营养不良、超重和肥胖是威胁学生健康的主要常见疾病。营养不良常会导致儿童青少年生长发育迟缓,影响其智力发育,妨碍其健康成长。儿童青少年的超重、肥胖不仅会对身体健康产生负面影响,增加其成年后高血压、心血管疾病等慢性疾病患病风险,影响大脑和智力发育,以及性发育,还可能会影响儿童青少年的心理健康,出现自卑、孤僻等心理问题。

超重、肥胖和营养不良的学生应当注重自我保健,合理膳食,控制能量摄入。鼓励家长为孩子选择均衡的营养餐,降低外出就餐和购买垃圾食品的频率,选择营养均衡的食物,减少高糖、高脂肪食物的摄入,避免暴饮暴食等不健康的饮食行为。同时,规律体育活动,每天保证一定时间的体育活动,增加身体活动,减少久坐行为,减少电子产品的使用时间,养成健康的生活习惯,保证充足的睡眠。学校与家长密切合作,共同关注学生体重健康问题,加强学校体育和课外活动,鼓励学生积极参加体育运动,增加身体活动量,从而保持健康体重,提高身体素质,引导学生通过运动保持健康的体重。家庭、学校和社会对于可能因超重、肥胖和营养不良的学生出现的自卑、焦虑等心理问题,必要时需提供心理支持或心理健康咨询。

三、中医适宜技术

（1）正骨：通过专业的正骨，可以帮助恢复骨骼的正常位置关系，使脊柱和关节的活动更加灵活自如。

（2）针刺：可以调整人体气血阴阳，疏通经络，实则泻之，虚则补之，以达到健运脾胃，平衡代谢使脾胃运化功能恢复正常。

（3）拔罐：促进血液循环，疏通经络，加快代谢，缓解疲劳。

（4）中草药：在医生的辨证下一人一方，针对病因，做到因症施治，调理身体，改善人体亚健康状态。

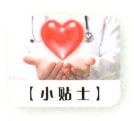

社区卫生服务中心每学年为学生进行健康体检，监测中小学生体重和生长发育情况，进行学生的身体健康评估，包括身高、体重、BMI指数等，及时发现学生营养问题，采取正确的干预措施，实现早发现、早诊断、早治疗。通过上述方式，有效地帮助学生进行自我保健，减少超重、肥胖、营养不良等疾病带来的健康风险。家庭、学校和社会应共同关注学生健康，一起营造支持性的学生健康环境，帮助孩子建立健康的生活方式。

古美社区卫生服务中心

儿童乳牙患龋切勿忽视治疗
——走出"会换牙就不用治"的误区

在儿童的成长过程中,乳牙是他们品尝美食、学习语言的重要工具。然而,许多家长存在一个普遍的误区,认为乳牙迟早会被恒牙替换,因此乳牙患龋无需治疗。这种观念不仅错误,而且可能对孩子的口腔健康和整体健康造成严重影响。

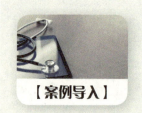

【案例导入】

小明是一个活泼可爱的5岁男孩,他的乳牙因为龋齿变得黑黄,经常疼痛难忍。小明的父母起初并不在意,认为乳牙会自然脱落,无需治疗。然而,随着时间的推移,小明的龋齿越来越严重,不仅影响了他的饮食和睡眠,还导致恒牙生长不规则。这时,小明的父母才后悔没有及早治疗乳牙的龋齿。

这个案例让我们看到了乳牙患龋的严重性。那么,乳牙患龋的症状有哪些呢?一般来说,乳牙患龋的初期症状并不明显,可能只是牙齿表面出现一些微小的变化,如色泽变暗、有小白点等。然而,随着病情的发展,症状会逐渐加重。牙齿上会出现黄褐色或黑褐色的斑点,这些斑点会逐渐扩大,形成龋洞。龋洞一旦形成,就会对牙齿造成不可逆的损伤。此外,孩子还可能出现口臭、牙龈出血等症状。如果孩子出现这些症状,家长一定要及时带孩子去牙科诊所进行检查和治疗。

一、乳牙患龋若不及时治疗的危害

儿童乳牙患龋如果不及时治疗,可能会带来一系列的危害,这些危害不仅影响口腔健康,还可能对儿童的全身健康和发育造成不良影响。

(1)乳牙龋病如果不及时治疗,可能会进一步发展为根尖周炎或牙髓炎,这会导致牙齿疼痛,影响儿童的正常生活和饮食。同时,这种慢性炎症还可能会影响继承恒牙牙胚的发育,导致恒牙萌出异常、牙列不齐等问题。

（2）乳牙龋病会导致咀嚼功能降低,影响儿童的营养摄入。儿童正处于生长发育的旺盛时期,营养不足会进一步影响颌面部和全身的生长发育,降低机体的抵抗力。

（3）乳牙龋病如果不及时治疗,还可能导致口腔黏膜及软组织的损伤。破损的牙冠和长时间慢性根尖周炎所致外露的牙根都可能损伤口腔黏膜软组织,形成慢性创伤性溃疡。

（4）乳牙龋病还可能影响儿童的语言学习和心理健康。幼儿期是学习语言的关键时期,乳牙的崩坏和早失会影响正确发音。同时,龋损还会影响美观,尤其是前牙区严重龋损时,可能会给儿童心理健康造成影响。

因此,对于乳牙患龋的问题,我们不能掉以轻心,必须及时进行治疗。

二、面对乳牙患龋的问题,我们该如何进行自我保健呢?

（1）养成良好的卫生习惯:早晚刷牙,掌握正确的刷牙方法,每次刷牙时间不少于两分钟,以确保彻底清洁牙齿。饭后漱口,及时清除口腔内的食物残渣。家长应定期帮助儿童检查口腔,发现牙齿问题及时就诊。

（2）养成良好的饮食习惯:减少糖分的摄入,少吃糖果、巧克力、蛋糕等高糖食品。多吃富含膳食纤维的食物,如蔬菜、水果等,有助于清洁牙齿。同时,少喝碳酸饮料,多喝白开水,避免口腔环境过于酸性。

（3）使用含氟牙膏:氟化物有助于增强牙齿的抗龋能力,因此选择含氟牙膏可以有效预防龋齿。但需注意,儿童使用含氟牙膏时,用量应适量,避免吞咽。

（4）定期进行口腔检查:口腔检查有助于及早发现和处理口腔问题,如龋齿、牙龈炎等。建议家长每年带儿童进行至少一次口腔检查。

（5）涂氟和窝沟封闭:涂氟主要是通过在牙齿表面涂抹一种含氟的物质,这种物质可以是泡沫或凝胶材料。涂氟的主要目的是让氟的含量在口腔内短时间内达到较高的峰值,以预防龋齿。窝沟封闭主要是通过将窝沟封闭剂涂布于牙齿（牙合）面的窝沟点隙处,形成保护屏障,阻止食物碎屑、细菌及其他酸性代谢产物等进入窝沟,从而达到防龋的目的。窝沟封闭的最佳时机是儿童牙冠完全萌出、龋齿尚未发生的时候。

（6）增强免疫力:保持良好的生活习惯,保证充足的睡眠和适当的运动,有助于提高儿童的免疫力,从而预防龋齿。

(7) 中医适宜技术

① 中药涂擦：可将具有清热解毒、消肿止痛等功效的中药制剂涂擦于龋坏部位周围。

② 按摩：专业的小儿推拿按摩能刺激特定的穴位，改善局部气血循环，增强儿童的免疫力和身体机能。

③ 中草药：在医生的辨证下一人一方，针对病因，做到因症施治，调理身体，提高人体免疫力。

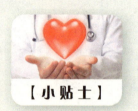
【小贴士】

涂　氟

1. 一般建议3～6岁的孩子进行涂氟治疗，每半年进行一次，直至6岁左右，这期间孩子的乳牙已完全长出，且即将开始乳牙替换。

2. 一般完成全口牙操作过程需要3～5分钟。

3. 注意事项：涂氟完成后1小时内不进食，当晚不刷牙。

窝沟封闭

1. 适合窝沟封闭的年龄阶段包括3～4周岁（主要适合乳磨牙）、6～7周岁（主要适合第一恒磨牙）以及11～13周岁（主要适合第二恒磨牙）。这些阶段的孩子由于牙齿的萌出和特定牙齿的清洁难度，使得窝沟封闭尤为必要。

2. 窝沟封闭后，儿童应保持良好的口腔卫生习惯，早晚刷牙，饭后漱口，避免食物残渣和细菌在牙齿上堆积。

3. 窝沟封闭后应定期进行口腔检查，一般每半年到一年检查一次，以便及时发现并处理任何问题。

4. 窝沟封闭后，牙齿在一段时间内可能较为敏感，因此应避免咬硬物或用力咀嚼，以免对封闭材料造成损伤。

5. 注意观察封闭效果：家长应关注孩子的牙齿状况，如果发现封闭材料脱落或牙齿出现异常情况，应及时就医处理。

综上所述，乳牙患龋并非小问题，家长一定要走出"乳牙会换不用治"的误区，积极关注并解决孩子的乳牙患龋问题，用科学的态度和方法来对待孩子的乳牙患龋问题，为他们打造一个健康快乐的童年吧！

古美社区卫生服务中心

守护明眸,"睛"彩未来

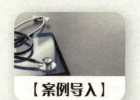

【案例导入】

"作业做了20分钟,就看看窗外""写作业要保持正确的握笔姿势、头不要太低""看电视要距离3米以上"……小天妈妈每天都要这样"唠叨",小天耳朵都要出"老茧"了!小天妈妈为什么会变成这样呢?

原来三年前,小天还是一个刚上小学一年级的小学生。每年,学校都会进行儿童视力和屈光的筛查活动。筛查结果显示,小天裸眼视力正常,但存在高危因素,建议去定点医院复查。"当时就带小天去医院做了复查,医生说,孩子再不管真的就近视了。而且过早近视不是说只看不清,发展到高度近视还有失明的危险。"小天妈妈说道,"医生的话让我不再抱有侥幸心理,那时候也正好碰上学校在家长会的时候开展近视防控培训,我们就跟着做,按要求做到位。"小天的情况不是个例。在近几年的视力和屈光筛查活动中发现,儿童近视率逐年上升。

随着现代生活节奏的加快,儿童青少年近视问题日益严重,已经成为社会各界关注的焦点。为了加强近视防控,保护孩子们的眼睛健康,本文将从近视的原因、预防措施、科学用眼等方面,为大家科普儿童青少年近视防控知识。

一、近视的原因

近视是一种视力障碍,表现为看远处物体模糊不清。儿童青少年近视的原因多种多样,主要包括以下几个方面:

(1)遗传因素:近视具有一定的遗传倾向,父母近视,孩子近视的风险较高。

（2）用眼环境不良：长时间近距离用眼，如看书、写字、使用电子产品等，容易导致眼睛疲劳，进而引发近视。

（3）户外活动时间不足：缺乏户外活动，无法充分接触阳光，影响眼球的正常发育，增加近视的风险。

（4）饮食结构不合理：偏食、挑食，缺乏维生素和矿物质，对眼睛健康不利。

二、预防措施

那我们应该怎么做才能守护我们儿童青少年的"明眸"、预防近视呢？学校、学生、家长、社区医院要紧密结合，"四位一体"协同开展近视综合干预。

（1）树立近视防控意识：家长要从孩子出生起就树立近视防控意识，关注孩子的视力状况，定期带孩子进行视力检查。合理安排用眼时间，儿童青少年在学习和娱乐时，建议每 30 分钟让眼睛休息 10 分钟，减轻眼睛疲劳。

（2）保持正确的用眼姿势：看书、写字时，要保持正确的姿势，眼睛与书本保持一定距离，做到"一拳一尺一丈"，避免长时间低头用眼。

（3）保证户外活动时间 2 小时：鼓励孩子多参加户外活动，接触阳光，促进眼球的正常发育，降低近视的风险。

（4）均衡饮食：合理安排孩子的饮食，多吃富含维生素和矿物质的食物，如胡萝卜、菠菜、鸡蛋等，有助于保护眼睛健康。

三、科学用眼

（1）端正看书姿势：在看书时，应选择光线充足的环境，保持正确的坐姿和看书姿势，眼睛与书本保持一尺左右的距离，避免躺着或趴着看书。

（2）控制电子产品使用时间：儿童青少年应尽量减少使用电子产品的时间，尤其是手机、平板电脑等近距离使用的设备。如需使用，应每隔一段时间让眼睛休息，并向远处眺望，以缓解眼疲劳。

（3）定期进行视力检查：家长应定期带孩子到专业眼科医疗机构进行视力检查，及时发现并处理视力问题。对于已经近视的孩子，应遵医嘱进行定期检查和干预治疗。

对于已经近视的儿童青少年，除了定期检查和科学用眼外，还可以采取以下措施进行矫正与防控。

① 佩戴合适的眼镜：根据医生的建议，佩戴合适的近视眼镜，有助于纠正视力，减轻眼睛负担。

② 尝试视力训练：在医生指导下，进行一些视力训练，如眼球运动操等，有助于改善视力状况。

四、中医适宜技术

（1）按摩：专业的推拿按摩能缓解眼部肌肉紧张，改善局部气血循环，缓解因长时间用眼造成的眼部疲劳。

（2）针刺：通过刺激相关穴位，可以放松眼部肌肉，调整人体气血阴阳分布，加速血液循环，有利于眼部组织的营养供应和代谢。

（3）中草药：在医生的辨证下一人一方，针对病因，做到因症施治，以达到改善近视的现象。

儿童青少年近视防控是一项长期而艰巨的任务，需要家长、学校、社会共同努力。通过树立近视防控意识、合理安排用眼时间、保持正确的用眼姿势、增加户外活动时间、均衡饮食等方法，我们可以有效预防近视的发生。同时，对于已经近视的孩子，我们要积极采取矫正与防控措施，帮助他们改善视力状况，减轻近视带来的困扰。

让我们携手共筑儿童青少年近视防控的坚固防线，守护孩子们的明眸，为孩子们创造一个健康、快乐的成长环境，拥有一个"睛"彩未来！

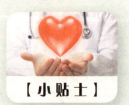

近视的四个阶段与恢复能力

1. 潜隐性近视：视力 1.0，远视储备值下降但未耗尽，视力可恢复至 1.2~1.5。

2. 假性近视：视力低于 1.0，眼轴未改变，视力有可能恢复至 1.0。

3. 混合性近视：视力低于 1.0，眼轴部分改变，视力可以部分提高，恢复能力降低。

4. 真性近视：视力周期性下降，眼轴已经改变，可以阻止下降，恢复能力差。

古美社区卫生服务中心

预防传染病，健康伴我行

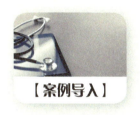
【案例导入】

上初中后，小明每到冬春季节，都会发热、感冒，为此落下了不少新课程，为此妈妈和老师每到冬春季节都担心孩子健康和学习问题。2023年"流感""支原体肺炎"等呼吸道传染病频频上热搜，儿童成为主要感染人群，导致儿科医院爆满。为了确保孩子们的健康，多地学校纷纷下发停课通知，强调以孩子身体为主，停止作业，教师也不得带病上课。

学校是一个人员相对密集的场所，学生们来自不同的家庭和社区，彼此之间的接触频率较高。此外，学生们年龄构成从儿童、少年到青年，他们的免疫系统都尚未完全发育成熟，抵抗病原体的能力相对较弱，因此更容易感染传染病。

一、校园常见的传染病

1. 流行性感冒

流行性感冒简称流感，是一种由流感病毒引起的急性呼吸道传染病，分甲、乙、丙、丁四型。目前感染人的主要是甲型流感病毒中的 H1N1、H3N2 亚型及乙型流感病毒中的 Victoria 和 Yamagata 系。

（1）传播途径：流感主要通过空气飞沫传播，也可通过口腔、鼻腔、眼睛等处黏膜直接或间接接触传播。接触患者的呼吸道分泌物、体液和污染病毒的物品也可能引起感染。

（2）易感人群：人群普遍易感。流感病毒常常发生变异，例如甲型流感病毒每隔 2～3 年就会有重要的抗原变异株出现，感染率最高的通常是青少年。老年人由于经历多种流感亚型病毒的多次攻击，可能在不同亚型间交叉免疫,感染率相对较低。

(3) 流行特征:流感具有一定的季节性(我国北方地区流行高峰一般发生在冬春季,而南方地区流行高峰多发生在夏季和冬季)。

(4) 临床表现:潜伏期一般为1~7天,多为2~4天。急起高热(腋下体温≥38℃),畏寒、头痛、头晕、全身酸痛、乏力等中毒症状。少数病例有食欲减退,伴有腹痛、腹胀、呕吐和腹泻等消化道症状;可并发鼻窦炎、中耳炎、喉炎、支气管炎、肺炎;重症患者会因呼吸衰竭死亡。

2. 水痘

水痘是由水痘-带状疱疹病毒(VZV)所引起的急性呼吸道传染病。

(1) 传播途径:主要通过空气飞沫传播,也可通过直接接触水痘患者(比如疱疹的疱液)或水痘病毒污染的物体表面进行传播。通常病后可获得终身免疫,部分患者会感染复发而出现带状疱疹。

(2) 易感人群:人群普遍易感,但学龄前儿童发病最多。6个月以内的婴儿由于获得母体抗体,发病较少,妊娠期间患水痘可感染胎儿。病后获得持久免疫,但可发生带状疱疹。

(3) 流行特征:全年均可发生,冬春季多见。本病传染性很强,易感者接触患者后约90%发病,故幼儿园、小学等幼儿集体机构易引起流行。

(4) 临床表现:潜伏期12~21天,以皮肤黏膜分批出现迅速发展的斑疹、丘疹、疱疹和结痂为特征。起病较急,皮疹出现前可先有发热、头痛乏力等症状,皮损呈向心性分布,以躯干为多,次于颜面、头部,四肢较少。皮损常分批发生,因而丘疹、水疱和结痂往往同时存在。并发症以及皮肤继发感染多见,重者可发生水痘脑炎、肺炎、肾炎、肝炎、心肌炎等。

3. 手足口病

手足口病是由多种人肠道病毒引起的一种儿童常见传染病,以柯萨奇病毒A组16型(CVA16)及肠道病毒71型(EV71)多见。

(1) 传播途径:肠道病毒可经胃肠道(粪—口途径)传播,也可经呼吸道(飞沫、咳嗽、打喷嚏等)传播,或因接触患者口鼻分泌物、疱疹液、粪便及被污染的手及物品等造成传播。

(2) 易感人群:人群普遍易感,不同年龄组均可感染发病,以5岁及以下儿童为主,尤以3岁及以下儿童发病率最高,同一儿童可因感染不同血清型肠道病毒而出现多次发病。

(3) 流行特征:一年四季均可发病,具有季节性分布特点,南方可出现春夏季主高峰和秋冬季次高峰,北方主要出现夏秋季流行,尤其是夏季。肠道病毒传染性强、隐性感染比例大、传播途径复杂、传播速度快,在短时间内可在托幼机构、中小学校等地出现聚集性或暴发疫情。

(4)临床表现:潜伏期一般为2~10天,平均3~5天。急性起病,发热,手、足和臀部出现斑丘疹、疱疹,口腔黏膜或咽喉部出现散在疱疹。可伴有咳嗽、流涕、食欲缺乏、腹泻等症状。少数病例皮疹不典型或不出疹。少数病例可累及中枢神经系统,表现为脑膜炎、脑炎、脑脊髓炎,甚至出现肺水肿、肺出血和/或循环功能障碍等,病情进展迅速,可致死亡。

4. 诺如病毒感染性腹泻

诺如病毒感染性腹泻是由诺如病毒引起的感染性腹泻,具有发病急、传播速度快、涉及范围广等特点,是引起非细菌性腹泻暴发的主要病因。

(1)传播途径:主要通过粪-口途径传播。可经食用被诺如病毒污染的食物或者饮用被诺如病毒污染的水传播,也可通过接触被污染的环境传播。

(2)易感人群:人群普遍易感,其中5岁以下儿童诺如病毒发病率最高。

(3)流行特征:具有明显的季节性,发病高峰在秋冬寒冷季节。

(4)临床表现:潜伏期短,多在24~48小时。发病突然,主要症状为恶心、呕吐、发热、腹痛和腹泻。儿童患者呕吐普遍,成人患者腹泻为多,一般24小时内腹泻次数≥3次且有性状改变(呈稀水样便),和/或24小时内呕吐次数≥2次。此外,也可见头痛、寒战和肌肉痛等症状,严重者可出现脱水症状。

二、我们该如何预防传染病呢?

1. 个人层面

(1)接种疫苗是预防传染病发生的最有效、最经济的预防措施。

(2)勤洗手,使用肥皂或洗手液并用流动水按照七步洗手法规范洗手,不用污浊的毛巾擦手。

(3)打喷嚏或咳嗽时应用手帕或纸巾掩住口鼻,避免通过飞沫传染给他人。

(4)均衡饮食、适量运动、充足休息,避免过度疲劳。遇到气候变化,注意增减衣服。

(5)不喝生水,不吃生冷食物。蔬菜瓜果要洗净,烹饪食物要煮熟。

(6)各传染病流行期间,尽量少去空气流通差的公共场所,或者佩戴好口罩。

(7)保持良好的个人及环境卫生。勤洗衣、晒被,房间要经常通风。

（8）如果发现身体出现上述传染病症状，及时就医、治疗，并上报学校。

2. 学校层面

（1）定期开展教育宣传活动，让同学们学习传染病防治科普知识，了解常见传染病及预防措施。

（2）每天开窗通风，保持室内空气新鲜，做好日常性消毒工作。

（3）加强水源、饮食、粪便等卫生管理和环境卫生，灭四害。

（4）加强晨检工作，若发现病例应及时上报社区卫生服务中心，并做好学校隔离消毒工作。

3. 中医适宜技术

（1）艾灸：艾灸的温热刺激可以增强局部血液循环，促进新陈代谢，有助于提高人体免疫力；艾烟等物质也具有一定的抗菌、抗病毒的作用。

（2）针刺：可以调整人体气血阴阳，疏通筋络，改善传染病带来的不适症状。

（3）中草药：在医生的辨证下一人一方，针对病因，做到因症施治，调理身体，提高人体免疫力以抵御病邪。

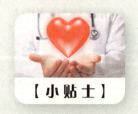

【小贴士】

七步洗手法

1. 内：掌心相对，手指并拢相互揉搓。
2. 外：手心对手背沿指缝相互揉搓，交互进行。
3. 夹：掌心相对，双手交叉沿指缝相互揉搓。
4. 弓：弯曲各手指关节，双手相扣进行揉搓，交换进行。
5. 大：一手握另一手大拇指旋转揉搓，交换进行。
6. 立：一手指尖在另一手掌心旋转揉搓，交换进行。
7. 腕：揉搓手腕、手臂，双手交换进行。

古美社区卫生服务中心

青春解码
——中学生如何在压力中茁壮成长

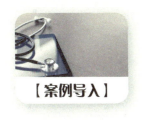
【案例导入】

小明是一名初二的学生,他的学习成绩一直名列前茅,但随着学业负担的增加,他开始感到前所未有的压力。对数学和科学的热爱逐渐被紧迫的考试和繁重的作业所取代,他发现自己在追求学业成绩的同时,忽视了个人的情感需求和身体健康。小明的睡眠模式受到了影响,焦虑和疲惫成了他的日常伴侣,夜晚常常难以入睡,对学业的担忧成了他的梦魇。

小明的变化引起了父母的担忧,他们决定带他去看心理医生,希望找到帮助他应对压力的方法。医生在了解小明的情况后,建议他调整学习计划,确保有足够的休息时间,并尝试一些放松技巧,如深呼吸和冥想,来帮助缓解压力。同时,医生也鼓励小明参与体育活动,以此来提高他的身体素质和精神状态。

小明采纳了医生的建议,开始参加学校的篮球队,每周至少训练三次。通过运动,小明发现自己的压力水平有所下降,而且他还能在学习中保持更好的专注度。此外,小明还加入了学校的科学俱乐部,这让他有机会与同样对科学感兴趣的同学交流和合作,这进一步增强了他的学习动力和社交技能。

类似的情况在中学生中并不鲜见。在学业成绩的压力下,许多学生可能会牺牲自己的休息时间和个人爱好。对于中学生来说,学会平衡学业与个人生活,关注自身的情感和身体健康是非常重要的。通过参与体育活动、培养兴趣爱好以及与朋友和家人保持良好的沟通,我们可以建立起更健康的生活方式,提高自己的心理适应能力。

一、症状识别:学业压力的身体与心理信号

学业压力对中学生的影响是多方面的,它不仅影响学习效率,还可能对身心健康产生长期影响。

（1）身体层面上，持续的压力可能导致一系列症状，包括但不限于以下方面：

① 头痛和肩颈疼痛：长时间紧张学习，不正确的坐姿，以及缺乏适当的休息和运动，都可能导致肌肉紧张和疼痛。

② 消化系统问题：压力可以引起胃痛、消化不良或食欲缺乏，影响营养吸收和整体健康。

③ 睡眠障碍：包括入睡困难、夜间醒来、早醒等，长期的睡眠问题会严重影响第二天的精神状态和注意力集中。

（2）心理层面上，学业压力可能表现为以下方面：

① 焦虑和紧张：对考试和成绩的担忧可能导致心跳加速、出汗、颤抖等身体反应。

② 情绪波动：压力下的学生可能情绪不稳定，易怒或容易感到悲伤和绝望。

③ 社交退缩：感到自己无法跟上同伴的步伐，可能会避免社交活动，选择孤立自己。

④ 自我怀疑：长期的学业压力可能导致学生怀疑自己的能力和价值，感到自卑和无力。

对于中学生来说，学会识别这些身体与心理的信号至关重要。它们是我们身体和大脑发出的警示，提醒我们需要采取行动，如调整学习计划、寻求帮助或进行适当的休息和放松。通过积极应对这些信号，我们可以更好地管理压力，保护身心健康。

二、自我保健

自我保健是学生健康管理的重要一环，以下是一些实用的自我保健方法：

（1）规律作息：建立稳定的生物钟，保证充足的睡眠。

（2）均衡饮食：多吃蔬菜水果，少吃油腻和高糖食品。

（3）适量运动：每天进行至少30分钟的有氧运动。

（4）心理调适：学会放松，如冥想、深呼吸、瑜伽等。

（5）时间管理：合理安排学习和休息时间，避免过度劳累。

（6）社交互动：与朋友和家人保持良好的沟通，寻求支持和帮助。

三、中学生心理问题的调节策略

中学生常见的心理问题包括焦虑、抑郁和社交恐惧等。以下是一些调节策略：

（1）自我认知：了解自己的情感和需求，建立积极的自我形象。

（2）时间管理：合理安排学习和休息时间，避免过度劳累。

（3）社交互动：与他人保持良好沟通，分享自己的感受，寻求支持和帮助。

（4）专业帮助：必要时寻求专业心理咨询师的帮助，进行心理治疗或咨询。

（5）正念练习：通过冥想提高专注力和情绪调节能力。

（6）自我激励：设定可实现的目标，庆祝每一个小成就，提高自我效能感。

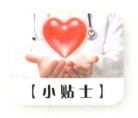

社区和学校提供的服务项目，以及中医适宜技术，为学生的身心健康提供了多方面的支持。

1. 社区提供的卫生服务项目

（1）心理咨询：提供专业的心理辅导，帮助学生缓解压力，改善情绪状态。

（2）健康教育讲座：定期举办健康知识讲座，提高学生的健康意识，教授压力管理技巧。

（3）体育活动：鼓励学生参与体育活动，增强体质，同时通过运动释放压力。

（4）艺术疗法：通过绘画、音乐、舞蹈等艺术形式，帮助学生表达情感，缓解压力。

2. 中医适宜技术

（1）按摩：专业的按摩可缓解肌肉紧张和压力，改善睡眠质量。

（2）针灸：可以调整人体气血阴阳，宁心安神，疏肝解郁，有助于改善睡眠，缓解焦虑和抑郁情绪。

（3）拔罐：促进血液循环，缓解疲劳，提高身体抵抗力。

（4）中草药：在医生的辨证下一人一方，针对病因，做到因症施治，调理身体，改善亚健康状况。

古美社区卫生服务中心

参考文献

[1] 中华医学会呼吸病学分会肺功能专业组,中华医学会《中华全科医师杂志》编辑委员会,呼吸系统疾病基层诊疗指南编写专家组.常规肺功能检查基层指南(2018 年).中华全科医师杂志,2019,18(6):511-518.

[2] 蒋建华,肖永康,胡传来,等.体质指数和腰臀比与代谢综合征患病关系[J].中国公共卫生,2006(12):1479-1481.

[3] 傅小兰,张侃.中国国民心理健康发展报告.2019—2020[M].北京:社会科学文献出版社群学出版分社,2021.

[4] Yuen, Hon K. and G. R. Jenkins. Factors associated with changes in subjective well-being immediately after urban park visit. International journal of environmental health research, 2020, 30(2):134-145.

[5] 尹英超,董琪,贾会扬,等.《骨质疏松性骨折诊疗指南(2022)》解读[J].河北医科大学学报,2024,45(08):869-872.

[6] 倪泽敏,刘倩,蔡翠华,等.维生素及联合钙摄入与原发骨质疏松症风险关联性研究进展[J].中国社会医学杂志,2024,41(03):365-368.

[7] 宁胜玉.骨质疏松症的早期筛查与预防[J].家庭科技,2021(11):54-55.

[8] 谢兴文,林德民,李鼎鹏,等.维生素 D 相关信号通路干预对骨质疏松症的影响[J].中国骨质疏松杂志,2021,27(09):1384-1387,1399.

[9] 陈德才,卢春燕.骨质疏松症的筛查[J].中华骨质疏松和骨矿盐疾病杂志,2010,3(01):6-13.

[10] 史晓林,刘康.老年性骨质疏松症中西医结合诊疗指南[J].中国骨质疏松杂志,2024,30(07):937-946.

[11] 杨月欣,葛可佑.中国营养科学全书[M].北京:人民卫生出版社,2019.

[12] 中国营养学会.中国居民膳食指南(2022 版)[M].北京:人民卫生出版社,2022.

[13] 中国营养学会.中国居民膳食营养素参考摄入量(2023 版)[M].北京:人民卫生出版社,2023.

[14] 何莉.老年髋关节骨折术后的康复护理[J].临床医学工程,2015,22(10):1373-1374.

[15] 中国高血压防治指南修订委员会,高血压联盟(中国),中国医疗保健国际交流促进会高血压病学分会,等.中国高血压防治指南(2024年修订版)[J].中华高血压杂志(中英文),2024,32(07):603-700.DOI:10.16439/j.issn.1673-7245.2024.07.002.

[16] 赵俊峰,邹亚伟,潘匀,等.标准化血压测量对社区高血压患者血压监测的效果评价[J].中国初级卫生保健,2023,37(11):44-46,50.

[17] 吴林,劳祎林,陈静,等.中医药疗法治疗原发性高血压的临床进展[J].广西医学,2020,42(16):2144-2147.

[18] 中国老年2型糖尿病防治临床指南(2022年版)[J].中国糖尿病杂志,2022,30(01):2-51.

[19] 王爱红,肇炜博.积极筛查,全面评估,分级诊治糖尿病足——糖尿病足的筛查要点和诊疗策略探讨[J].中国全科医学,2021,24(24):3013-3018.

[20] 李田田."知足"常乐,关注糖尿病足健康管理[J].保健医苑,2023(11):26-28.

[21] 国家糖尿病基层中医防治指南发布[J].中医杂志,2022,63(19):1893.

[22] 韩坤静,陈一萍,谷静,等.脑卒中病人家庭适应真实体验的质性研究[J].护理研究,2022,36(3):485-489.

[23] 张莹,王丽,刘宇,等.社区老年健康服务模式在脑卒中患者居家健康管理中的应用[J].中国护理管理,2022,22(3):334-338.

[24] 刘冉冉,宋晶圆,郗玉珊.脑卒中后便秘的研究进展[J].全科护理,2024,22(8):1143-1446.

[25] 苏海明,陆希荣.时间目标管理对急性缺血性脑卒中患者溶栓治疗时间窗的应用效果[J].黑龙江医药,2024,97(02):452-454.DOI:10.14035/j.cnki.hljyy.2024.02.073.

[26] 周艳伟.中风120公众教育体系降低呼市地区急性缺血性卒中院前延误的研究[D].内蒙古医科大学,2023.DOI:10.27231/d.cnki.gnmyc.2023.000415.

[27] 张嘉祺,王茜婷,刘梅林.阿司匹林在心血管疾病二级预防中的研究进展[J].中国循环杂志,2023,38(08):887-890.

[28] 马丽华.他汀类降脂药对急慢性脑血管病的临床疗效及卒中再发风险观察[J].家庭医药·就医选药,2019(02):165.

[29] 中国中西医结合学会,中华中医药学会,中华医学会.脑梗死中西医结合诊疗指南(2023版).

[30] 黄晓铸,罗亚男,杨松柏.针灸治疗缺血性脑卒中的研究进展[J].中医学,2023,12(11):3194-3199.DOI:10.12677/tcm.2023.1211475.

[31] 黄丹,谢鸿宇,吴军发,等.再生康复治疗脑缺血的基础研究进展[J].中国康复医学杂志,2023,38(2):248-252.

[32] 刘子琦.脑卒中,自我预防有多重要——《中国脑卒中防治指导规范(2021年版)》一级预防解读[J].医食参考,2021(11):12-15.

[33]《中国脑卒中防治报告2021》编写组,王陇德.《中国脑卒中防治报告2021》概要[J].中国脑血管病杂志,2023,20(11):783-792.

[34] 原发性肝癌诊疗指南(2024年版)[J].肿瘤综合治疗电子杂志,2024,10(03):17-68.

[35] 原发性肝癌诊疗指南(2022年版)[J].浙江实用医学,2022,27(06):528-536.DOI:10.16794/j.cnki.cn33-1207/r.2022.06.014.

[36] 原发性肝癌诊疗规范(2019年版)[J].传染病信息,2020,33(06):481-500.

[37] 中国抗癌协会乳腺癌专业委员会.中国乳腺癌筛查与早期诊断指南[J].中国癌症杂志,2022,32(4):363-372.

[38] 郭爱敏,周兰姝.成人护理学[M].2版.北京:人民卫生出版社,2016.

[39] 周雪珍,张明迪,胡莹莹.认识"粉红杀手"——乳腺癌[J].自我保健,2024,30(3):16-19.

[40] 中华医学会呼吸病学分会肺癌学组,中国肺癌防治联盟专家组.肺结节诊治中国专家共识(2018年版)[J].中华结核和呼吸杂志,2018,41(10):763-771.

[41] 周海伦,王振宜.便血了? 如何自我鉴别排便中的警示信号(上)(下)[N].上海中医药报,2020-06-19/26(005).

[42] 张云清,韩慧慧,张冠军,等.TCT联合高危HPV检测在早期宫颈癌的筛查应用研究[J].中国妇产科临床杂志,2018,19(5):435-436.

[43] 王媛媛,彭燕燕,刘春鹏,等.高危型人乳头状瘤病毒多重感染在宫颈鳞状细胞病变中的分布及意义[J].临床与病理杂志,2019,39(12):2692-2696.

[44] 解松刚,张玲.江苏扬州地区4682例女性高危型人乳头瘤病毒感染结果分析[J].实用临床医药杂志,2019,23(8):88-91.

[45] 韩其雨.学前儿童食品安全教育策略与实践[J].中国食品工业,2024(17):163-165.

[46] 宋雅平.学前教育中加强食品安全教育的必要性及策略——《食品安全与卫生》评述[J].食品与机械,2022,38(03):247-248.

[47] 潘锋.良好睡眠对儿童健康成长发育至关重要[J].妇儿健康导刊,2024,3(10):4-7.

[48] 鲍秀兰.新生儿行为能力和测查方法[J].实用诊断与治疗杂志,2003(06):441-443.

[49] 张庆苏.语言发育迟缓的基本概念与内涵[J].中国听力语言康复科学杂志,2019,17(04):309-310+308.

[50] 李宇明.儿童语言发展的连续性及顺序性[J].汉语学习,1994(05):18-23.

[51] 曹诚,石怡,陶映竹,等.重庆市巴南区学龄前儿童视力发育现状及影响因素分析[J].现代医药卫生,2024,40(15):2604-2607+2612.

[52] 于建平,王庆,纪文艳.北京市婴幼儿家长疫苗接种知信行调查研究[J].首都公共卫生,2020,14(03):153-157.

[53] 李光静,申新花,杨艳红,等.山东省滨州市儿童流感疫苗接种率的变化趋势及影响因素分析[J].中国儿童保健杂志,2020,28(01):89-92.

[54] 周晴,张欣,孙芳,等.2023版NICE《肥胖:识别、评估和管理》解读:儿童、青少年与成人超重及肥胖识别与评估部分[J].现代医药卫生,2024,40(05):721-726.

[55] 陈贻珊,张一民,孔振兴,等.我国儿童青少年超重、肥胖流行现状调查[J].中华疾病控制杂志,2017,21(09):866-869,878.

[56] 张倩,胡小琪,赵文华,等.我国中小学生营养现状及改善建议[J].中国学校卫生,2016,37(05):641-643.

[57] 谭晖.上海小学生视力保健行为流行特点及干预探索研究[D].复旦大学,2010.

[58] 蒋子晗,庄建林,蒋亭安,等.上海市长宁区低龄儿童视力不良现状及影响因素分析[J].上海预防医学,2024,36(02):157-162.

[59] 陶芳标.《儿童青少年近视防控适宜技术指南》专题解读[J].中国学校卫生,2020,41(02):166-168,172.DOI:10.16835/j.cnki.1000-9817.2020.02.002.

[60] 李良,徐建方,路瑛丽,等.户外活动和体育锻炼防控儿童青少年近视的研究进展[J].中国体育科技,2019,55(04):3-13.

[61] 徐玮.上海市3岁和6岁儿童口腔健康、危险因素及干预策略研究[D].复旦大学,2012.

[62] 张利平.口腔综合保健干预预防儿童龋齿的效果观察[J].临床合理用药杂志,2015,8(03):149-150.

[63] 刘蕊.幼儿对意外伤害事故的认知研究[D].南京师范大学,2006.

[64] 王迩谛,孙钠.学前儿童意外伤害现状分析及对策研究[J].祖国,2017(12):2.

[65] 王勇,钱慧雯,郑晓,等.2013—2017年浦东新区托幼机构消毒质量监测结果分析[J].中国消毒学杂志,2019,36(6):464-466.

[66] 邝兆威.学龄前儿童呼吸道感染发病类型及病原分布情况分析.[J].河南医学研究,2016,25(9):1556-1557.

[67] 岳圣增,赵华峰.肺炎支原体肺炎治愈1年内学龄前儿童发生反复呼吸道感染的情况及其影响因素[J].中国妇幼保健,2016,16(18):3765-3767.

[68] 何玲,王松,符宗敏,等.儿童肺炎支原体肺炎后发生反复呼吸道感染的多因素分析[J].临床儿科杂志,2015,33(2):117-118.

[69] 顾红丹,王会来.温岭市学龄前儿童呼吸系统疾病发病状况调查和影响因素分析[J].中国妇幼保健,2016,31(9):1954-1956.

[70] 钟亚,沈晓青,郑晶泉,等.2010学年上海市浦东和闵行区中小学生常见病情况[J].职业与健康,2012,28(08):993-995.DOI:10.13329/j.cnki.zyyjk.2012.08.014.

[71] 熊家芬.以学校为基础健康教育预防龋齿效果评价[C]//广州市卫生健康宣传教育中心.广州市第十四届健康教育与健康促进学术交流活动稿集.广州市第七十三中学,2024:3.DOI:10.26914/c.cnkihy.2024.014074.

[72] 吴文智,冯达兴,陈垂壮,等.海口地区初中生恒牙龋患及影响因素分析[J].中国学校卫生,2023,44(06):910-913.DOI:10.16835/j.cnki.1000-9817.2023.06.026.

[73] 周艳君,王妙然,明德坤,等.2022年重庆市江北区不同学段学生近视率差异及影响因素分析[J].中国初级卫生保健,2024,38(08):71-75.

[74] 张弘.2016—2019年中山市东区中小学校和幼托机构传染病疫情特征分析[J].河南预防医学杂志,2020,31(10):796-797.DOI:10.13515/j.cnki.hnjpm.1006-8414.2020.10.028.

[75] 侯志雄.预防流感主题中小学生教学设计书[C]//广州市卫生健康宣传教育中心.广州市第十四届健康教育与健康促进学术交流活动稿集.天河区黄村街社区卫生服务中心,2024:5.DOI:10.26914/c.cnkihy.2024.014173.

[76] 杨巧娟,赵慧娟,李月,等.大理州中学生性心理健康现状及需求分析[J].中国艾滋病性病,2024,30(09):945-948.DOI:10.13419/j.cnki.aids.2024.09.11.

[77] 唐华成,赖飞翔,李剑友,等.岑溪地区10000名中学生心理健康现状及影响因素分析[J].中国当代医药,2024,31(24):131-134.

[78] 林丹琼.中学生心理健康教育策略的有效性研究[J].教育教学论坛,2024(17):72-75.